健康教育系列丛书

妇科疾病
健康教育指导手册

主　审　柳　露　李海倩

主　编　王萍华　刘雪莲　陈　佳　金　艳

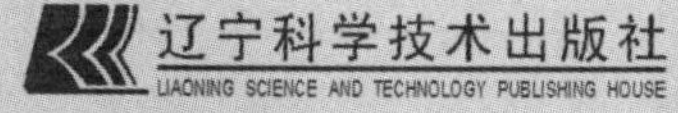

图书在版编目（CIP）数据

妇科疾病健康教育指导手册 / 王萍华等主编. —沈阳:辽宁科学技术出版社, 2018.10

ISBN 978-7-5591-0968-2

Ⅰ. ①妇… Ⅱ. ①王… Ⅲ. ①妇科病—防治—手册 Ⅳ. ①R711-62

中国版本图书馆CIP数据核字(2018)第224655号

出版发行：辽宁科学技术出版社
北京拂石医典图书有限公司
地 址：北京海淀区车公庄西路华通大厦B座15层
联系电话：010-57262361/024-23284376
E-mail：fushimedbook@163.com
印 刷 者：三河市双峰印刷装订有限公司
经 销 者：各地新华书店

幅面尺寸：140mm×203mm
字 数：149千字 印 张：5.75
出版时间：2018年10月第1版 印刷时间：2018年10月第1次印刷

责任编辑：李俊卿 责任校对：梁晓洁
封面设计：潇 潇 封面制作：潇 潇
版式设计：天地鹏博 责任印制：丁 艾

如有质量问题，请速与印务部联系 联系电话：010-57262361

定 价：28.00元

编委会名单

前言

PREFACE

在科学技术飞速发展、物质生活水平日益提高、精神文化生活不断丰富的今天，健康长寿是每个人的愿望，广大人民群众获得健康知识的需求日益迫切，希望寻求获取权威、科学、准确的健康知识途径。医务工作者承担着传播健康理念、传授健康知识、促进健康教育的社会责任。这是一项“利在当代、功在千秋”的事业，通过健康信息的传播，帮助并指导女性朋友建立有益于健康的行为习惯和生活方式，使人们在面临疾病的预防、治疗、康复等问题时，有能力做出正确的选择，养成有利于健康的生活方式，消除或减轻各种危险因素，达到健康的相关指标，从而增进健康、延长寿命、提高生活质量。

每一个关注健康的人都希望通过学习疾病的相关知识，在疾病发生之前能够知道如何有效避免诱发因素，有目的预防和控制疾病的发生发展，了解疾病的病因、发展过程，积极配合医生治疗，对疾病的预后和转归能够乐观地正确面对，以积极的心态和科学的方法进行自我康复训练，为最大程度的康复做好知识储备。在此情况下我们组织编写了《妇科疾病健康教育指导手册》，旨在为妇科专科工作的护理同仁和广大患者、家属提供一本简明扼要、实用方便的健康教育参考书。

本书重点介绍了妇科常见疾病的概念、病因、常见诱因、专科检查的目的、治疗措施以及健康保健等大多数患者及家属所关心的问题。本书针对常见妇科疾病进行健康指导，其专科内容丰富，针对性、指导性、实用性强，文字上力求简练且通俗易懂，便于读者阅读，既可作为临床医务人员向患者进行健康教育的样本，也可供患者及家属阅读参考。

本书的编者具有丰富的教学和临床经验，同时得到了妇科专家给予的专业指导，在编写过程中付出了艰辛的努力。由于编写时间仓促、水平有限，尽管我们做了相当大的努力，但书中难免有疏漏和不足，敬请读者和护理同行批评指正。

编者

2018年6月

目录

CONTENTS

第二部分 妇科常用检查指导 ······················ 29

第三部分 专科健康指导 ································ 47

01

第一部分

女性生殖系统解剖生理

1.女性外生殖器包括哪些?

女性外生殖器指生殖器官的外露部分，位于两股内侧间，前为耻骨联合，后为会阴，包括阴阜、大阴唇、小阴唇、阴蒂和阴道前庭，统称为外阴（图1）。

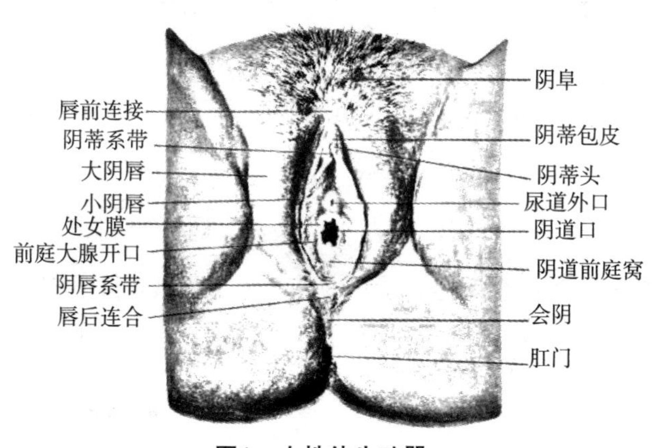

图1　女性外生殖器

（1）阴阜——为耻骨联合前方的皮肤隆起，皮下脂肪组织丰富。青春期该部开始生长呈倒三角形分布的阴毛。阴毛的疏密和色泽存在种族和个体差异。

（2）大阴唇——为两股内侧一对纵行隆起的皮肤皱襞，自阴阜向后延伸至会阴。大阴唇外侧面为皮肤，有色素沉着和阴毛，内含皮脂腺和汗腺；大阴唇内侧面湿润似黏膜。皮下为疏松结缔组织和脂肪组织，含丰富血管、淋巴管和神经，外伤后易形成血肿。未产妇女两侧大阴唇自然合拢，产后向两侧分开，绝经后大阴唇可萎缩。

（3）小阴唇——位于两侧大阴唇内侧的一对薄皮肤皱襞。表面湿润、色褐、无毛，富含神经末梢。两侧小阴唇前端融合，并分为前后两叶，前叶形成阴蒂包皮，后叶形成阴蒂系带。大、小阴唇后端会合，在正中线形成阴唇系带。

（4）阴蒂——位于两小阴唇顶端下方，部分被阴蒂包皮围绕，与男性阴茎同源，由海绵体构成，在性兴奋时勃起。阴蒂分为3部分，前为阴蒂头，暴露于外阴，富含神经末梢，对性刺激敏感；中为阴蒂体；后为两阴蒂脚，附着于两侧耻骨支上。

（5）阴道前庭——为一菱形区域，前为阴蒂，后为阴唇系带，两侧为小阴唇。阴道口与阴唇系带之间有一浅窝，称为舟状窝，又称为阴道前庭窝，经产妇受分娩影响，此窝消失。在此区域内有以下结构：

①前庭球：又称为球海绵体，位于前庭两侧，由具有勃起性的静脉丛组成。其前端与阴蒂相接，后端膨大，与同侧前庭大腺相邻，表面被球海绵体肌覆盖。

②前庭大腺：又称为巴多林腺，位于大阴唇后部，被球海绵体肌覆盖，如黄豆大，左右各一。腺管细长（1～2cm），向内侧开口于阴道前庭后方小阴唇与处女膜之间

的沟内。性兴奋时，分泌黏液起润滑作用。正常情况下不能触及此腺，若腺管口闭塞，可形成前庭大腺囊肿或前庭大腺脓肿。

③尿道外口：位于阴蒂头后下方，圆形，边缘折叠而合拢。尿道外口后壁上有一对并列腺体，称为尿道旁腺。尿道旁腺开口小，容易有细菌潜伏。

④阴道口及处女膜：阴道口位于尿道外口后方的前庭后部。其周缘覆有一层较薄的黏膜皱襞，称为处女膜，内含结缔组织、血管及神经末梢。处女膜多在中央有一孔，圆形或新月形，少数呈筛状或伞状。孔的大小变异很大：小至不能通过一指，甚至闭锁需手术切开；大至可容两指，甚至可处女膜缺如。处女膜因性交撕裂或可因剧烈运动破裂，并受分娩影响，产后仅留有处女膜痕。

2.女性内生殖器官包括哪些?

女性内生殖器位于真骨盆内，包括阴道、子宫、输卵管和卵巢（图2，图3）。

（1）阴道——是性交、排出月经和胎儿娩出的管道，是连接外阴和子宫之通道，介于膀胱、尿道和直肠之间。其肌肉内分布着网状微血管，当性交时会扩张充血。通常阴道壁是紧闭着的，只有在使用棉条式月经纸或阴茎插入

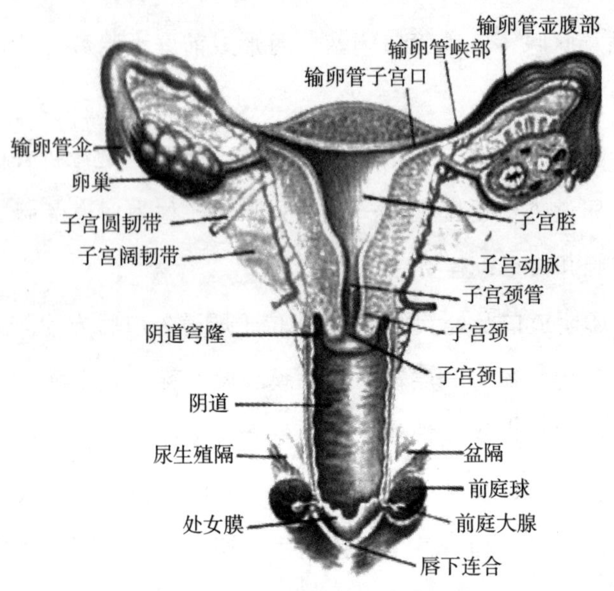

图2　女性内生殖器冠状断面观

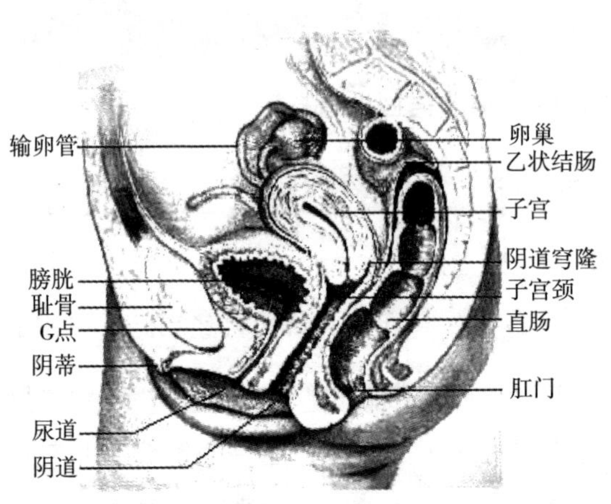

图3　女性内生殖器矢状断面观

以及生产时，才扩张开来。阴道长约7cm，并能在性交时自行伸缩；上端与子宫颈连接。阴道的前面是膀胱，后面是直肠，四周则由坚韧的骨盆和肌肉保护。除非是阴道受伤或发育不健全，否则阴道不论形状大小都可以进行性交。因此，如果阴道正常，在进行性交时却有困难，则是由于心理因素所造成的。例如，在性交前感到害怕，致使阴道肌肉紧缩，所以阴茎无法插入而不能进行性交。

（2）子宫——是一个形如倒置梨形的前后略扁的有腔器官，位于骨盆中央，分为子宫体和子宫颈两部分，是孕育胎儿和经血形成的地方。子宫由肌肉组成，中间体呈空腔状，位于骨盆中央。正面看呈三角形，内有一层子宫内膜。成年女性的子宫内膜会发生周期性的变化而脱落，伴有出血，即月经来潮。子宫上部为子宫体，下部为子宫颈。子宫颈口呈细条状，子宫体与子宫颈之间较宽而呈空腔状。子宫颈下端是阴道。子宫平时是紧贴在膀胱上的，与阴道成90°角；而当膀胱膨胀时，它就会往后倾斜，这种现象称为子宫后倾。子宫体与输卵管相连接。

（3）输卵管——是一对长而弯的细管，长约12cm，可运送精子和卵子，是主要的卵子受精的部位。为卵子和精子结合的场所及运送受精卵的通道。位于阔韧带上缘内，内侧与子宫角相连通，外端游离呈伞状，与卵巢相近，全长8～14cm。它们各自从子宫上端向卵巢延伸而接通卵巢，以便承接由卵巢排出的卵子。输卵管是精子与卵子会合受精的地方，同时管内的分泌物也滋养了将输送到子宫的受精卵。

(4) 卵巢——是一对椭圆形的性腺，是生产与排出卵子的地方，也是分泌性激素的器官，相当于男性的睾丸。卵巢的大小、性状随年龄大小而有差异。育龄期妇女卵巢大小约4cm × 3cm × 1cm，重约5～6g，灰白色；绝经后卵巢逐渐萎缩变小变硬，盆腔检查时不易触到。

3.女性子宫有怎样的功能?

子宫是孕育胚胎、胎儿和产生月经的器官。位于骨盆腔中央，呈倒置的梨形，前面扁平，后面稍突出，成年的子宫长7～8cm，宽4～5cm，厚2～3cm，子宫腔容量约5ml。子宫上部较宽，称子宫体；其上端隆起突出的部分，叫子宫底；子宫底两侧为子宫角，与输卵管相通。子宫的下部较窄，呈圆柱状，称子宫颈。子宫颈突出于阴道内，内含有腺体，可分泌一种黏液，即宫颈黏液。这种黏液的性状和量的多少，与子宫内膜一样，受卵巢功能的影响并呈明显的周期性变化。排卵期，在雌激素作用下，宫颈黏液稀薄，有利于精子通过；与此同时，精子还能从子宫颈黏液中摄取养分，增加其活力，促进精子与卵子结合。而排卵后，在孕激素作用下，宫颈黏液减少而黏稠，并可在子宫颈管内形成黏液栓，使宫颈与外界分开，产生保护作用，同时，不利于精子通过子宫颈。

子宫为一空腔器官，腔内覆盖有黏膜，称子宫内膜。从青春期到更年期，子宫内膜受卵巢激素的影响，有周期性的变化并产生月经。性交时，子宫为精子到达输卵管的通道。受孕后，子宫为胚胎发育、成长的场所。分娩时，子宫收缩，使胎儿及其附属物娩出。

正常的子宫有较大的活动性，但一般呈前倾前屈位。这主要依赖于子宫的圆韧带、阔韧带、主韧带和子宫骶骨韧带的依托及骨盆底肌肉和筋膜的支托作用。子宫位置的异常往往会降低女性的受孕率，甚至导致女性不孕。

4.输卵管对女性受孕起到什么样的作用?

输卵管为一对细长而弯曲的肌性管道，为卵子与精子结合场所及运送受精卵的通道。位于子宫两侧，内侧与子宫角相连通，外端游离，而与卵巢接近，全长8～14cm。

输卵管根据其形态可分为四部分：

（1）间质部或称子宫部：为通入子宫壁内的部分，狭窄而短。

（2）峡部：为间质部外侧的一段，管腔也较窄，长

3～6cm。

（3）壶腹部：在峡部外侧，管腔较宽大，长5～8cm。

（4）漏斗部或称伞部：为输卵管的末端，开口于腹腔，游离端呈漏斗状，有许多须状组织，有“拾卵”作用。

输卵管是精子和受精卵的通道，能捕捉卵子，并为卵子与精子的结合提供场所，因此，它对女子受孕具有重要作用。精子从子宫腔进入输卵管后，其运行受输卵管蠕动、输卵管系膜活动的影响，而这些活动，又受卵巢激素的控制。排卵期，由于高水平雌激素的影响，输卵管蠕动的方向由近端向远端，推动精子由子宫角向输卵管壶腹部移动。同时，峡部内膜分泌增加，其液体向腹腔方向移动，从而有助于精子的运行。当卵巢排出卵子后，输卵管漏斗部便“拾捡”卵子，并使之漂浮于输卵管液中。在输卵管壶腹部，由于大量的皱襞有利于精子与卵子在此停留、受精。然后，受精卵在孕激素作用下，又借着输卵管的蠕动性收缩和纤毛的摆动，向子宫腔运行。

5.卵巢对女性起到什么作用?

卵巢为一对扁椭圆形的性腺，是产生与排出卵子，并分泌甾体激素的性器官。卵巢主要作用是产生卵子和激素，从而使女子具备正常的生理特征和生育能力。青春期前，卵巢表面光滑；青春期，开始排卵后，表面逐渐凹凸不平。育龄期妇女卵巢大小约4cm×3cm×1cm，重约5～6g，呈灰白色；绝经期后卵巢萎缩变小、变硬。

卵巢位于输卵管的下方，卵巢外侧以漏斗韧带连于骨盆壁，内侧以骨盆卵巢固有韧带与子宫相连。卵巢表面无腹膜，由生发上皮覆盖，其内有一层纤维组织即卵巢白膜。白膜下的卵巢组织可分为皮质和髓质两部分。皮质在外层，其中有数以万计的始基卵泡及致密的结缔组织；髓质在卵巢的中心部分，含有疏松结缔组织及丰富的血管、神经、淋巴管及少量与卵巢悬韧带相连续的平滑肌纤维。髓质内无卵泡，平滑肌纤维对卵巢的运动具有作用。

6.雌激素对女性有什么样的作用?

女性体内的雌激素和孕激素主要由卵巢合成、分泌。同时，卵巢还能分泌少量的雄激素。一般认为，排卵前的雌激素主要由卵泡内膜分泌，排卵后的雌激素和孕激素主要由黄体细胞分泌，其分泌的功能随着卵巢功能周期性变化而波动。卵巢主要合成雌二醇和雌酮两种雌激素。

雌激素的主要生理作用有如下几个方面：

（1）促使子宫内膜发育，肌肉变厚，血运增加，并使子宫收缩力增强，增加子宫平滑肌对催产素的敏感性。

（2）使子宫内膜增生。

（3）使子宫颈口松弛，宫颈黏液分泌增加，质变稀薄，易拉成丝状。

（4）促进输卵管发育，加强输卵管节律性收缩的振幅。

（5）使阴道上皮细胞增生和角化，阴唇发育丰满。

（6）使乳腺管增生，乳头、乳晕着色。

（7）促进其他第二性征的发育。

（8）雌激素对卵泡的发育是必需的，从始基卵泡发育到成熟卵泡，起一定的作用，有助于卵巢积储胆固醇。

（9）通过对丘脑下部的正负反馈调节，控制脑垂体促性腺激素的分泌。

（10）对新陈代谢有一定作用。促进钠与水的潴留；在脂肪代谢方面，总胆固醇有下降趋势，β脂蛋白减少，胆固醇与磷脂比例下降，有利于防止冠状动脉硬化症。

（11）能促进骨中钙的沉积，青春期在雌激素影响下可使骨骺闭合。绝经期后由于雌激素缺乏而发生骨质疏松。

7.雌激素在女性体内怎样发生变化?

女人是水做的?现代医学已经证明,所谓的“水”就是激素——随着衰老,女性出现的各种围绝经期症状的改变是由于激素缺乏导致的,由于激素在体内可作用于多个部位,所以它缺乏时带来的改变也是多方面的。

育龄期妇女体内雌激素主要由卵巢产生,孕妇体内雌激素主要由卵巢、胎盘产生,少量由肾上腺产生。雌激素(E)分为雌酮(E_1)、雌二醇(E_2)及雌三醇(E_3)。雌激素中E_2活性最强,是卵巢分泌的主要性激素之一,对维持女性生殖功能及第二性征有重要作用。雌激素在肝脏降解及灭活,经肾脏排出体外。

青春期前少女体内雌激素处于较低水平,随着年龄增长,自青春期至性成熟期女性E_2水平不断增高。在正常月经周期中,E_2随着卵巢周期性变化而波动。卵泡期早期雌激素水平最低,以后逐渐上升,至排卵前达到高峰,排卵以后迅速降至最低水平。

随着妇女卵巢功能衰退,妇女体内的雌激素水平降低,身体的各个部位也随之出现相应症状。

8.孕激素是怎样产生的?

女性体内孕激素由卵巢、胎盘和肾上腺皮质产生。孕酮是卵巢分泌的具有生物活性的主要孕激素。孕酮含量随着月经周期性变化而波动：在卵泡期孕酮水平较低；在排卵前孕酮的产生每天为2～3mg，主要来自肾上腺；排卵后卵巢黄体产生大量孕酮，孕酮水平迅速上升，每天20～30mg；月经前4日逐渐下降至卵泡期水平。妊娠时血清孕酮水平随孕期增加而稳定上升，在妊娠6周内孕酮主要来自卵巢黄体，妊娠中晚期则主要由胎盘分泌。

9.孕激素的作用有哪些?

孕激素的主要作用有：

（1）使子宫肌肉松弛，活动能力降低，对外界刺激的反应能力低落，降低妊娠子宫对催产素的敏感性，有利于孕卵在子宫腔内生长发育。

（2）使增生期子宫内膜转化为分泌期内膜，为受精卵着床作好准备。

（3）使子宫颈口闭合，黏液减少、变稠，拉丝度降低。

（4）抑制输卵管肌肉节律性收缩的振幅。

（5）使阴道上皮细胞脱落加快。

（6）在雌激素影响的基础上，促进乳腺腺泡的发育。

（7）通过对丘脑下部的负反馈作用，影响脑垂体促性腺激素的分泌。

（8）孕激素能通过中枢神经系统起到升温作用。正常妇女在排卵后基础体温可升高0.3～0.5℃，这种基础体温的改变，可以作为排卵的重要指标，也即排卵前基础体温低，排卵后由于孕激素作用基础体温升高。

（9）在新陈代谢方面孕激素能促进水与钠的排泄。

从以上的功能可以看出，雌激素的作用主要是促使女性生殖器和乳房的发育，而孕激素则是在雌激素作用的基础上，进一步促进它们的发育，为妊娠准备条件，两者之间有协同作用；另一方面，从子宫的收缩，输卵管的蠕动，子宫颈黏液的变化，阴道上皮细胞角化和脱落，以及钠和水的排泄等方面来看，雌激素与孕激素又有拮抗作用。

10.卵子是怎样产生的?

人类的繁衍，必不可少的要数卵子了。卵子是人体最大的细胞，也是女性独有的细胞，是产生新生命的母细胞。

卵子是由我们通常所说的女性性腺——卵巢产生的，这个人体最大的细胞，直径约为0.2mm。卵巢的主要功能除分泌女性必需的性激素外，就是产生卵子。女孩在胚胎时期3～6孕周时即已形成卵巢的雏形。出生前，卵巢中已有数百万个卵母细胞形成，经过儿童期、青春期，到成年也就只剩10万多个卵母细胞了。卵母细胞包裹在原始卵泡中，在性激素的影响下，每月只有一个原始卵泡成熟，成熟的卵子再从卵巢排出到腹腔。一般来讲，女性一生成熟的卵子为300～400个，其余的卵母细胞便自生自灭了。

一个卵子排出后约可存活48小时，在这48小时内等待着与精子相遇、结合。若卵子排出后由于多种原因不能与精子相遇形成受精卵，便在48～72小时后自然死亡。失去这次受精的机会，就要等到1个月后另一个卵子成熟并被排出，重复同样的过程。左右两个卵巢通常是轮流排卵，少数情况下能同时排出2个或2个以上的卵子。如果分别与精子相结合，就出现了双卵双胞胎和多卵多胞胎。在引起女性不孕的原因中，卵巢因素引起的不孕约占不孕症的15%～25%，卵巢不排卵即是其中重要的原因之一。

11.孕卵是怎么形成的?

孕卵又叫受精卵，是一个新生命的开始。当一个获能的精子进入一个次级卵母细胞的透明带时，受精过程即开始。到卵原核和精原核的染色体融合在一起时，则标志着受精过程的完成。受精是卵细胞和精子相结合的复杂过程。

受精的过程包括精子与卵子接触，精子穿过卵细胞的放射冠和透明带，次级卵母细胞进行第二次分裂及两性原核的融合。

人类卵细胞与精子结合的部位是在输卵管。性生活使精子射入阴道后，精子沿女性生殖道向上移送到输卵管。成群的精子在运行过程中经过子宫、输卵管肌肉的收缩运动，大批精子失去活力而衰亡，最后只有20～200个的精子到达卵细胞的周围，最终只能有一个精子与一个卵子结合。

受精过程约需24小时，卵细胞外围的放射冠细胞在输卵管黏膜和精液内酶的作用下分散，若干个精子借助自身的运动穿过放射冠，精子借顶体的顶体反应穿过透明带。精子穿过透明带后只有一个精子能进入卵细胞内，随即抑制其他精子进入。精子进入卵细胞后，尾部消失，头部变圆、膨大，形成雄原核；而次级卵母细胞完成第二次有丝分裂，排出第二极体后，主细胞成为成熟的卵细胞，其细胞核形成雌原核。雌雄原核接触、融合形成一个新细胞，恢复46条染色体（父系母系各23条），这个过程就称为受精。受精卵形成后，由输卵管转移到子宫中进行胚胎发育。

12.妊娠后母体发生最大的生理变化是什么?

妊娠是胚胎和胎儿在母体内发育成长的过程。成熟卵子受精是妊娠的开始，胎儿及其附属物自母体排出是妊娠的终止。妊娠全过程平均约40周，是一个非常复杂而又极其协调的生理过程。妊娠后母体变化最大的是子宫，主要表现为体积增大、血流增加和子宫下段形成，以利于容受妊娠物并为分娩做准备。血容量及心排出量明显增加，有基础心脏病者易在妊娠、分娩期发生心衰。妊娠期生理正常值不同于非孕期。在胎盘产生的激素参与和神经内分泌的影响下，孕妇体内各系统会发生一系列生理变化以适应胎儿生长发育的需要，为分娩做准备。

13.卵巢的生理周期是怎样的?

卵巢作为女性主要的性腺器官，其主要功能在于排卵和分泌女性激素。排卵大多发生在两次月经中间，在每一个月经周期里可以同时有8～10个卵泡发育，但一般只有一个卵泡达到成熟的程度，而其余卵泡先后退化，形成闭锁卵泡。成熟卵泡突出在卵巢表面，卵泡破裂而使卵子从卵巢内排出。

卵巢排卵后，卵巢内残存的卵泡壁塌陷，血管壁破裂，血液流入腔内结成血块，称为血体。并且，卵泡壁的破口很快被纤维蛋白封口，留下的卵泡壁细胞增生，这些细胞体内出现许多黄色颗粒，从而形成了黄体。它分泌孕激素和雌激素。这时，如果卵子和精子结合形成受精卵，黄体在绒毛膜促性腺激素的支持下发育成妊娠黄体，以提供妊娠所需的孕激素和雌激素，并一直维持到妊娠4～6个月后，才逐渐退化。如果排出的卵子在48小时内没有受精，黄体则在排卵后的第9～10天开始萎缩纤维化，变成白体直至消失。卵巢分泌女性激素的功能也随之减退，从而使月经来潮，而卵巢中又有新的卵泡发育。于是，又开始了下一个新的周期。

14.雌孕激素是怎样发生周期性变化的?

正常妇女卵巢激素（雌激素和孕激素）的分泌随着卵巢的周期变化而变化。

（1）雌激素：在卵泡开始发育时，雌激素的分泌量很少。随着卵泡渐趋成熟，雌激素的分泌也逐渐增加，于排卵前形成一高峰。排卵后分泌稍减少，约在排卵后7～8天黄体成熟时，形成又一高峰。黄体萎缩时，雌激素水平急剧下降，在月经前达到最低水平。

（2）孕激素：于排卵后孕激素的分泌量开始增加，在排卵后7～8天黄体成熟时，分泌量达高峰，以后逐渐下降，到月经来潮时恢复到排卵前的水平。

卵巢主要合成雌二醇（E_2）及雌酮（E_1）两种雌激素，但在血液循环内尚有雌三醇（E_3）。雌二醇是妇女体内生物活性最强的雌激素。雌三醇是雌二醇和雌酮的降解产物，活性最弱。

在排卵前孕酮的产生每天为2～3mg，主要来自肾上腺；排卵后，上升为每天20～30mg，绝大多数由卵巢内黄体分泌。

15.女性的月经是怎么形成的?

月经是生育期妇女重要的生理现象。月经是随着卵巢周期性变化而出现的子宫内膜周期性脱落及出血。规律月经的出现是生殖功能成熟的重要标志。月经第一次来潮称月经初潮。月经初潮年龄多在13～14岁之间，但可能早在11岁或迟至15岁。15岁以后月经尚未来潮者应当引起重视。月经初潮早晚主要受遗传因素控制，其他因素如营养、体重亦起着重要作用。近年来，月经初潮年龄有提前趋势。

（1）月经血的特征：月经血呈暗红色，除血液外，还有子宫内膜碎片、宫颈黏液及脱落的阴道上皮细胞。月经血中含有前列腺素及来自子宫内膜的大量纤维蛋白溶酶。由于纤维蛋白溶酶对纤维蛋白的溶解作用，故月经血不凝，只有出血多的情况下出现血凝块。

（2）正常月经的临床表现：正常月经具有周期性。出血的第1日为月经周期的开始，两次月经第1日的间隔时间称一个月经周期。一般为21～35日，平均28日。每次月经持续时间称经期，一般为2～8日，平均4～6日。经量为一次月经的总失血量，正常月经量为20～60ml，超过80ml为月经过多。一般月经期无特殊症状，但经期由于盆腔充血以及前列腺素的作用，有些妇女出现下腹及腰骶部下坠不适或子宫收缩痛，并可出现腹泻等胃肠功能紊乱症状。少数患者可有头痛及轻度神经系统不稳定症状。

16.子宫内膜的周期性变化是怎样的?

随着卵巢的周期性变化，生殖器其他部分也产生相应的周期性变化。其中以子宫内膜的变化最为显著。

在卵巢周期中，当卵巢内有卵泡发育及成熟时，在卵巢分泌雌激素的作用下，子宫内膜出现增生现象即增生期内膜；排卵后，在卵巢黄体分泌孕激素和雌激素的作用下，使增生的子宫内膜有分泌现象即分泌期内膜；卵巢内黄体退化后，由于雌激素及孕激素量的减少，子宫内膜失去了支持出现坏死和剥落，表现为月经来潮，此时称月经期内膜。

（1）增生期：月经后上皮细胞开始从内膜腺体的断端增生，向上覆盖子宫黏膜的表面。在月经周期第5～9天时，子宫内膜很薄，腺体散在、稀疏，腺管狭窄而直，腺腔面平整。在月经周期第10～14天，内膜变厚呈波纹状，腺体及间质明显增生，腺体数目增多。

（2）分泌期：在月经第15～19天即排卵后1～5天，内膜继续增厚，腺体进一步增大与弯曲。在月经周期第20～24天即排卵后6～10天，内膜出现高度分泌活动，腺体的弯曲与扩张达到高峰。分泌晚期时，子宫内膜的厚度约为10mm。

（3）月经前期：约在月经周期第25～28天即排卵后11～14天，相当于黄体的退行期。腺体及腺上皮细胞开始缩小、变性，分泌物干涸，表现为一种衰竭现象，内膜的厚度减少1/5～1/3。在月经开始前4～24小时，内膜螺旋小动脉出现局部痉挛性收缩，使痉挛远端的内膜因缺血而坏死。血管壁通透性增加，继而血管扩张，血液从断裂的血管流出。

（4）月经期：在月经周期第1～4天，主要变化为内膜的出血与脱落。继之，从基底开始修复内膜，由血管断端长出新血管。

17.影响阴道生态平衡因素有哪些?

正常阴道内虽有多种微生物存在，但由于阴道与这些微生物之间形成生态平衡并不致病。在维持阴道生态平衡中，乳酸杆菌、雌激素及阴道pH值起重要作用。生理情况下，雌激素使阴道上皮增生变厚并增加细胞内糖原含量，阴道上皮细胞分解糖原为单糖，阴道乳酸杆菌将单糖转化为乳酸，维持阴道正常的酸性环境（pH<4.5，多在3.8～4.4），抑制其他病原体生长，称为阴道自净作用。正常阴道微生物群中，以产生过氧化氢的乳酸杆菌为优势菌，乳酸杆菌除维持阴道的酸性环境外，其产生的过氧化氢、细菌素等抗微生物因子可抑制致病微生物生长，同时通过竞争排斥机制阻止致病微生物黏附于阴道上皮细胞，维持阴道微生态平衡。阴道生态平衡一旦被打破或外源病原体侵入，即可导致炎症发生。若体内雌激素降低或阴道pH升高，如频繁性交（性交后阴道pH可上升至7.2并维持6～8小时）、阴道灌洗等均可使阴道pH升高，不利于乳酸杆菌生长。此外，长期应用抗生素抑制乳酸杆菌生长，或机体免疫力低下，均可使其他条件致病菌成为优势菌，引起炎症。

18.女性一生要经历哪几个阶段？会发生哪些生理变化？

女性从胎儿形成到衰老是一个渐进的生理过程，也是下丘脑-垂体-卵巢轴功能发育成熟和衰退的过程。女性一生根据其生理特点可分为7个阶段，但并无截然界限，可因遗传、环境、营养等因素影响而有个体差异。

（1）胎儿期：受精卵是由父系和母系来源的23对（46条）染色体组成的新个体，其中1对染色体在性发育中起决定性作用，称性染色体。性染色体X与Y决定着胎儿的性别，即XX合子发育为女性，XY合子发育为男性。

（2）新生儿期：出生后4周内称新生儿期。女性胎儿在母体内受到胎盘及母体卵巢所产生的女性激素影响，出生的新生儿外阴较丰满，乳房略隆起或少许泌乳。出生后脱离母体环境，血中女性激素水平迅速下降，可出现少量阴道流血。这些生理变化短期内均能自然消退。

（3）儿童期：从出生4周到12岁左右称儿童期。儿童早期（8岁之前）下丘脑-垂体-卵巢轴的功能处于抑制状态，这与下丘脑、垂体对低水平雌激素（≤10pg/ml）的负反馈及中枢性抑制因素高度敏感有关。此期生殖器为幼稚型：阴道狭长，上皮薄，无皱襞，细胞内缺乏糖原，阴道酸度低，抗感染力弱，容易发生炎症；子宫小，宫颈较长，约占子宫全长的2/3，子宫肌层亦很薄；输卵管弯曲且很细；卵巢长而窄，卵泡虽能大量自主生长，但仅发育到窦前期即萎缩、退化。在儿童后期（约8岁之后），下丘脑促性腺激素释放激素抑制状态解除，卵巢内的卵泡受垂体促性腺激素的影响有一定发育并分泌性激素但仍达不到成熟阶段。卵巢形态逐步变为扁卵圆形。子宫、输卵管及卵巢逐渐向骨盆腔内下降。皮下脂肪在胸、髋、肩部及耻骨前面堆积，乳房亦开始发育，开始显现女性特征。

（4）青春期：是儿童到成人的转变期，是生殖器官、内分泌、体格逐渐发育至成熟的阶段。世界卫生组织（WHO）规定青春期为10～19岁。青春期发动通常始于8～10岁，此时中枢性负反馈抑制状态解除，促性腺激素释放激素开始呈脉冲式释放，继而引起促性腺激素和卵巢性激素水平升高、第二性征出现，并最终获得成熟的生殖功能。女性青春期第一性征的变化是在促性腺激素作用下，卵巢增大，卵泡开始发育和分泌雌激素，生殖器从幼稚型变为成人型。阴阜隆起，大、小阴唇变肥厚并有色素沉着；阴道长度及宽度增加，阴道黏膜变厚并出现皱襞；子宫增大，尤其子宫体明显增大，子宫体与宫颈的比例为2：1；输卵管变粗，弯曲度减小，黏膜出现许多皱襞与纤毛；卵巢增大，皮质内有不同发育阶段的卵泡，致使卵巢表面稍呈凹凸不平。此时虽已初步具有生育能力，但整个生殖系统的功能尚未完善。除生殖器官以外，其他女性特有的性征即第二性征包括音调变高、乳房发育、阴毛及腋毛分布、骨盆横径发育大于前后径，以及胸、肩部皮下脂肪增多等，这些变化呈现女性特征。青春期按照顺序先后经历以下四个不同的阶段，各阶段有重叠，共需大约4～5年的时间。

①乳房萌发：是女性第二性征的最初特征。一般女性接近10岁时乳房开始发育，约经过3～5年时间发育为成熟型。

②肾上腺功能初现：青春期肾上腺雄激素分泌增加引起阴毛和腋毛的生长，称为肾上腺功能初现。阴毛首先发育，约2年后腋毛开始发育。

③生长加速：11～12岁青春期少女体格生长呈直线加速，平均每年生长9cm，月经初潮后生长减缓。青春期生长加速是由于雌激素、生长激素和胰岛素样生长因子－Ⅰ分泌增加所致。

④月经初潮：女性第一次月经来潮称月经初潮，为青春期的重要标志。月经来潮提示卵巢产生的雌激素足以使子宫内膜增殖，雌激素达到一定水平且有明显波动时，引起子宫内膜脱落即出现月经。由于此时中枢对雌激素的正反馈机制尚未成熟，即使卵泡发育成熟也不能排卵，故月经周期常不规律，经5～7年建立规律的周期性排卵后，月经周期才逐渐规律。

（5）性成熟期：又称生育期，是卵巢生殖功能与内分泌功能最旺盛的时期。一般自18岁左右开始，历时约30年，此期妇女性功能旺盛，卵巢功能成熟并分泌性激素，已建立规律的周期性排卵。生殖器官各部及乳房在卵巢分泌的性激素作用下发生周期性变化。

（6）绝经过渡期：指从开始出现绝经趋势直至最后一次月经的时期。可始于40岁，历时短至1～2年，长至10～20年。此期卵巢功能逐渐衰退，卵泡数明显减少且易发生卵泡发育不全，因而月经不规律，常为无排卵性月经。最终由于卵巢内卵泡自然耗竭或剩余的卵泡对垂体促性腺激素丧失反应，导致卵巢功能衰竭。月经永久性停止，称绝经。我国妇女平均绝经年龄为49.5岁，80%在44～54岁之间。 由于更年期定义含糊，1994年WHO提出废除“更年期”这一术语，推荐采用“围绝经期”一词，将其定义为从卵巢功能开始衰退直至绝经后1年内的时期。在围绝经期由于雌激素水平降低，可出现血管舒缩障碍和神经精神症状，表现为潮热、出汗、情绪不稳定、不安、抑郁或烦躁、失眠等，称为绝经综合征。

（7）绝经后期：指绝经后的生命时期。在早期阶段，虽然卵巢停止分泌雌激素，但卵巢间质仍能分泌少量雄激素，后者在外周转化为雌酮，是循环中的主要雌激素。一般60岁以后妇女机体逐渐老化进入老年期。此期卵巢功能已完全衰竭，雌激素水平低下，不足以维持女性第二性征，生殖器官进一步萎缩老化。骨代谢失常引起骨质疏松，易发生骨折。

02

第二部分

妇科常用检查指导

1.什么是超声检查?

(1) B型超声检查：B型超声检查是应用二维超声诊断仪，在荧屏上以强弱不等的光点、光团、光带或光环，显示探头所在部位脏器或病灶的断面形态及其与周围器官的关系，并可作实时动态观察和照相。

(2) 彩色多普勒超声检查：彩色多普勒超声一般指用相关技术获得的血流多普勒信号经彩色编码后实时地叠加在二维图像上，形成的彩色多普勒超声血流图像。因此，彩色多普勒超声既具有二维超声的结构图像，又同时提供了血流动力学信息。现今的彩色多普勒还具有频谱多普勒功能，提供用于评估血流状态的参数。

(3) 三维超声影像：是将二维超声及彩色多普勒超声采集的二维图像通过计算机软件重建，形成立体的三维图像。

(4) 超声造影：是利用造影剂增强“后散射”回声提高图像分辨率的一种超声诊断技术。微气泡（直径小于10μm）对一定频率的声波产生数倍于发射频率的回波，人体组织无此特性。将含有惰性气体或空气的微气泡造影剂注入血管内，通过血液循环到达靶器官或靶组织，或注入空腔器官腔内，使微泡造影剂对谐波背向散射强度远高于人体组织，形成超声造影剂灌注部位与周围组织声阻抗差，有效地增强实质性器官或空腔器官的超声影像和血流多普勒信号，提高图像的对比分辨率。常用于输卵管的通畅性检查。

2.妇科B超检查前需要注意什么?

B超是妇科常用的检测手段，检查途径有经腹壁及经阴道两种。阴道B超适用于有过性生活的女性，对未有过性生活的女性不宜选用经阴道超声检查，应选用经腹壁超声检查或肛超。在行腹部B超检查前要喝大量水，使膀胱充分充盈。为什么呢？这是由超声波的特点和女性内生殖器（包括子宫、卵巢以及输卵管）的特殊位置决定的。子宫位于骨盆中央，前面是膀胱，后面是直肠，如果膀胱内没有尿液，直肠内部充满粪块，那么超声波信号就很难把它们和子宫附件区别开来，得到的图像就会重重叠叠模糊一团，干扰正确诊断。

3.什么是腹腔镜检查？有哪些适应证和禁忌证?

腹腔镜检查是将腹腔镜经腹壁插入腹腔，通过视屏观察盆、腹腔内脏的形态，有无病变，必要时取活检组织进行病理学检查以明确诊断，亦可用于手术治疗。

（1）适应证：

①诊断腹腔镜：子宫内膜异位症（腹腔镜是该病最准确的诊断方法）；明确腹、盆腔肿块性质；确定不明原因急、慢性腹痛和盆腔痛的原因；明确或排除引起不孕的盆腔疾病；计划生育并发症的诊断，如寻找和取出异位宫内节育器、确诊吸宫术导致的子宫穿孔等。

②手术腹腔镜：有适应证实施经腹手术的各种妇科良性疾病；早期子宫内膜癌分期手术和早期子宫颈癌根治术；中晚期子宫颈癌化放疗前后腹膜淋巴结取样；计划生育节育手术，如异位宫内节育器取出、绝育术等。

（2）禁忌证：

①绝对禁忌证：严重心肺功能不全；凝血功能障碍；绞窄性肠梗阻；大的腹壁疝或膈疝；腹腔内广泛粘连；弥漫性腹膜炎；腹腔内大出血。

②相对禁忌证：腹腔肿块过大，超过脐水平；妊娠>16周；器官移位和扩大。

晚期卵巢癌术后效果主要取决于术者手术技巧与培训水平。

4.什么是宫腔镜检查？有哪些适应证和禁忌证？

宫腔镜检查是应用膨宫介质扩张宫腔，通过插入宫腔的光导玻璃纤维窥镜直视观察宫颈管、宫颈内口、宫内膜及输卵管开口的生理与病理变化，以便针对病变组织直观准确取材并送病理检查；同时也可直接在宫腔镜下手术治疗。

（1）宫腔镜检查适应证：①异常子宫出血；②疑宫腔粘连及畸形；③超声检查有异常宫腔回声及占位病变；④节育器定位；⑤原因不明的不孕；⑥子宫造影异常；⑦复发性流产。

（2）宫腔镜治疗适应证：①子宫内膜息肉；②子宫黏膜下肌瘤及部分突向宫腔的肌壁间肌瘤；③宫腔粘连分离；④子宫内膜切除；⑤子宫纵隔切除；⑥宫腔内异物取出，如嵌顿节育器及流产残留物等；⑦宫腔镜引导下输卵管插管通液、注药及绝育术。

（3）绝对禁忌证：①急、亚急性生殖道感染；②心、肝、肾衰竭急性期及其他不能耐受手术者；③近期（3个月内）有子宫穿孔史或子宫手术史者。

（4）相对禁忌证：①宫颈瘢痕，不能充分扩张者；②宫颈裂伤或松弛，灌流液大量外漏。

（5）检查时间：以月经干净后1周内为宜，此时子宫内膜处于增生期早期，薄且不易出血，黏液分泌少，宫腔病变易见。

5.什么是输卵管通畅检查？有哪些适应证与禁忌证？

输卵管通畅性检查的主要目的是检查输卵管是否通畅，了解宫腔和输卵管腔的形态及输卵管的阻塞部位，主要有输卵管通液术、子宫输卵管造影术、宫腹腔镜联合检查。

(1) 输卵管通液术：输卵管通液术是检查输卵管通畅性的一种方法，且具有一定的治疗功效。检查者通过导管向宫腔内注入液体，根据注液阻力大小、有无回流及注入液体量和患者感觉等判断输卵管是否通畅。

①适应证：a.各种原发或继发不孕症；b.输卵管成形术后，预防粘连形成，测定手术效果；c.疏通输卵管轻度粘连；d.检查和评价各种绝育术后的效果。

②禁忌证：a.月经周期紊乱尚未纠正者；b.行经期或有不规则阴道流血者；c.生殖器官炎症：急性期或慢性发作期，药物治疗尚未控制；d.盆腔存在生殖器肿瘤；e.全身状况差，有严重心、脑、肺、肾等重要脏器病变，不能耐受手术者；f.可疑妊娠；g.已明确为男方不育者。

③术前准备：a.检查时间为月经干净后3～7天，术前3日禁性生活；b.术前半小时肌内注射阿托品0.5mg解痉；c.患者排空膀胱。

④注意事项：a.所用无菌生理盐水温度以接近体温为

宜，以免液体过冷而致输卵管痉挛；b.注入液体时必须使宫颈管紧贴宫颈外口，以防止液体外漏；c.术后2周禁盆浴及性生活，酌情给予抗生素预防感染。

（2）子宫输卵管造影：子宫输卵管造影是通过导管向宫腔及输卵管注入造影剂，行X线透视及摄片，根据造影剂在输卵管及盆腔内的显影情况了解输卵管是否通畅、阻塞部位及宫腔形态。

①适应证：a.了解输卵管是否通畅及其形态、阻塞部位；b.了解宫腔形态，确定有无子宫畸形及类型，有无宫腔粘连、子宫黏膜下肌瘤、子宫内膜息肉及异物等；c.内生殖器结核非活动期；d.不明原因的习惯性流产，了解宫颈内口是否松弛，宫颈及子宫有无畸形。

②禁忌证：a.内、外生殖器急性或亚急性炎症；b.严重的全身性疾病，不能耐受手术；c.妊娠期、月经期；d.产后、流产、刮宫术后6周内；e.碘过敏者。

③术前准备：a.造影时间以月经干净后3～7日为宜，术前3日禁性生活；b.做碘过敏试验，试验阴性者方可造影；c.术前半小时肌内注射阿托品0.5mg解痉；d.术前排空膀胱，便秘者术前行清洁灌肠，以使子宫保持正常位置，避免出现外压假象。

④注意事项：a.碘化油充盈宫颈导管时必须排尽空气，以免空气进入宫腔造成充盈缺损，引起误诊；b.宫颈

导管与宫颈外口必须紧贴，以防碘化油流入阴道内；c.宫颈导管不要插入太深，以免损伤子宫或引起子宫穿孔；d.注碘化油时用力不可过大，推注不可过快，防止损伤输卵管；e.透视下发现造影剂进入异常通道，同时患者出现咳嗽，应警惕发生油栓，立即停止操作，取头低脚高位，严密观察；f.造影后2周禁盆浴及性生活，可酌情给予抗生素预防感染；g.有时因输卵管痉挛造成输卵管不通的假象，必要时重复进行。

6.什么是阴道镜检查?

阴道镜检查是将充分暴露的阴道和宫颈光学放大10～40倍，直接观察这些部位的血管形态和上皮结构，以发现与癌变有关的异型上皮、异型血管，可直接对可疑部位行定位活检。当细胞学检查异常或HPV DNA检测阳性时，医生往往会建议您进行阴道镜检查。

（1）适应证：①宫颈细胞学检查LISL及以上、ASCUS伴高危型HPV DNA阳性或AGS者；②HPV DNA检测16型或18型阳性者；③宫颈锥切术前确定切除范围；④妇科检查怀疑宫颈病变者；⑤可疑外阴、阴道上皮内瘤样病变；⑥阴道腺病、阴道恶性肿瘤；⑦宫颈、阴道及外阴病变治疗后复查和评估。

（2）注意事项：①有阴道炎症者，在治愈炎症后再做阴道镜检查；②阴道镜检查前24小时不宜做妇检、阴道冲洗及上药；③月经期或阴道流血者不宜检查；④检查前3天避免性生活。

7.HPV 检测的临床意义？

HPV（人乳头瘤病毒）是一种DNA病毒，主要通过性接触传播，感染人类的皮肤或黏膜，大约80%的人一生中会感染或接触HPV。研究表明，有40余种HPV可致生殖道感染，有20余种与肿瘤相关。目前根据不同亚型HPV致病力大小分为高危型和低危型。HPV高危型包括16，18，31，33，35，39，45，51，52，56，58，59和68型等，除可引起外生殖器疣外，更重要的是引起宫颈癌前病变、宫颈癌及外生殖器癌等。其中HPV16型和18型可列为 “头号破坏分子”，70%以上的宫颈癌与持续高危HPV16型、18型感染有关。HPV 检测联合TCT检测，可早期发现及筛查宫颈癌前病变及宫颈癌。

8.肿瘤标志物检查的临床意义？

肿瘤标志物是肿瘤细胞异常表达所产生的蛋白抗原或

生物活性物质，可在肿瘤患者的组织、血液或体液及排泄物中检测出，有助于肿瘤诊断、鉴别诊断及监测。

癌抗原125（CA125 ）：是目前世界上应用最广泛的卵巢上皮性肿瘤标志物，在临床上广泛用于鉴别诊断盆腔肿块，检测治疗后病情进展以及判断预后等。多数卵巢浆液性腺癌表达阳性，准确率可达80%以上。对子宫颈腺癌、子宫内膜癌的诊断敏感，常用血清检测阈值为35U/ml。

甲胎蛋白（AFP）：是胚胎期的蛋白产物，但在出生后部分器官恶性病变时可以恢复合成AFP的能力，如肝癌细胞和卵巢的生殖细胞肿瘤都有分泌AFP的能力。因此，AFP对卵巢恶性生殖细胞肿瘤的诊断及监测有较高价值。血清正常值为＜20μg/L。

癌胚抗原（CEA）：属于一种肿瘤胚胎抗原，胎儿胃肠道及胰腺、肝脏有合成CEA的能力，出生后血浆中含量甚微。多种妇科恶性肿瘤如子宫颈癌、子宫内膜癌、卵巢上皮性癌、阴道癌及外阴癌等均可表达阳性，借助CEA测定手段，可动态监测跟踪各种妇科肿瘤的病情变化和观察治疗效果，有较高临床价值。血浆正常阈值＜2.5μg/L。

9.什么是生殖道脱落细胞学检查？

女性生殖道脱落细胞包括阴道上段、宫颈阴道部、子宫、输卵管及腹腔的上皮细胞，其中以阴道上段、宫颈阴道部的上皮细胞为主。生殖道上皮细胞受卵巢激素的影响出现周期性变化，妊娠期亦有变化。因此，检查生殖道脱落细胞既可反映体内性激素水平，又可协助生殖道不同部位的恶性肿瘤及观察其治疗效果，是一种简便、经济、实用的辅助诊断方法。包括：

（1）阴道涂片：主要是了解卵巢或胎盘功能。

（2）宫颈刮片：是筛查早期子宫颈癌的重要方法。

（3）宫颈管涂片、薄层液基细胞学检查（TCT）：联合HPV检测可早期筛查宫颈癌。

（4）宫腔吸片：疑宫腔内有恶性病变时，可采用宫腔吸片，较阴道涂片及诊刮阳性率高。

10.什么是宫颈锥切？

宫颈锥切术是自宫颈病变处或可疑部位取小部分组织进行病理学检查，适用于：①宫颈刮片细胞学检查多次找到恶性细胞，而宫颈多处活检及分段诊刮病理检查均未发现癌灶者；②宫颈活检为原位癌或镜下早期浸润癌，而临床可疑浸润癌，可明确病变累及程度及决定手术范围者；③宫颈活检证实有重度不典型增生者。

患生殖道急性或亚急性炎症，妊娠期或月经期及血液病有出血倾向者暂不宜行该手术。

宫颈锥切手术应在月经干净后3～7天内进行，术后需用抗生素预防感染，保持外阴清洁，2个月内禁止性生活及盆浴。注意观察阴道流血情况，若流血超过月经量应立即到医院就诊。术后6周到门诊探查宫颈管有无狭窄。

11.什么是诊断性刮宫?

诊断性刮宫是诊断宫腔疾病最常采用的方法。其目的是刮取子宫内膜和内膜病灶或组织检查，作出病理学诊断。怀疑同时有宫颈管病变时，需对宫颈管及宫腔分别进行诊断性刮宫，简称分段诊刮。

（1）一般诊断性刮宫：

①适应证：a.子宫异常出血或阴道排液需证实或排除子宫内膜癌、子宫颈管癌，或其他病变如流产、子宫内膜炎等；b.无排卵性功能失调性子宫出血或怀疑子宫性闭经，在月经周期后半期确切了解子宫内膜改变和子宫内膜结核；c.不孕症行诊断性刮宫有助于了解有无排卵，并能发现子宫内膜病变；d.宫腔内有组织残留或功能性子宫出血长期量多时，彻底刮宫有助于诊断，并有迅即止血效果。

②禁忌证：滴虫、假丝酵母菌或细菌感染所致急性阴道炎、急性子宫颈炎，急性或亚急性盆腔炎性疾病。

（2）分段性诊刮：多在出血时进行，适用于绝经后子宫出血或老年患者疑有子宫内膜癌，或需要了解宫颈管是否被累及时。

（3）注意事项：

①不孕症或功能失调性子宫出血患者应在月经前或月经来潮6小时内刮宫，以判断有无排卵或黄体功能不良。

②出血、子宫穿孔、感染是刮宫的主要并发症，术后2周内禁止性生活和盆浴，以防感染。

12.哪些情况需要做激素测定?

对某些引起不孕症的妇科内分泌疾病，如闭经、闭经泌乳综合征、多囊卵巢综合征、功能性子宫出血等，以及判断有无排卵时，临床常需做一些有关的激素测定以明确诊断，指导治疗及判断疗效及预后。

闭经患者一般多需做激素水平测定，如雌激素水平正常或稍低，说明患者卵泡有一定程度的发育。如雌激素水平低下，则还需进一步测定垂体促性腺激素水平，据此可以判断雌激素不足是由于卵巢本身病变还是垂体或下丘脑功能低下所致。必要时行下丘脑释放激素刺激试验来鉴定是垂体性还是下丘脑性闭经。雌激素低下属于卵巢性闭经者，可行激素替代治疗；雌激素水平正常者可诱发排卵。

闭经泌乳综合征的患者除需测定上述激素外，还需测定血清泌乳素以明确诊断。高泌乳素血症（特发性）及垂体微腺瘤可服用溴隐亭治疗，而垂体大腺瘤则需手术切除。

多囊卵巢综合征除需测定上述激素外，还应测定血液中睾酮水平，并应注意黄体生成素（LH）／促卵泡激素（FSH）的比值，一般认为比值>3时，应考虑多囊卵巢综合征。

了解卵巢有无排卵可测定血孕酮或尿孕二醇的水平。一般认为血孕酮达16mmol/L（5mg/L）以上，尿孕二醇>6.24mmol/24h（2mg/24h尿），可确定有排卵。反之，则需考虑无排卵及黄体功能不足的可能，可进行诱发排卵的治疗。

13.HCG检测的临床意义是什么?

HCG（人绒毛膜促性腺激素）是由妊娠滋养细胞产生的一种糖蛋白激素，妊娠滋养细胞疾病、生殖细胞肿瘤及其他恶性肿瘤如肺、肾上腺及肝脏肿瘤也可产生HCG。正常妊娠的受精卵着床时，即排卵后的第6日受精卵滋养层形成时开始产生HCG，约1日后能测到外周血HCG；以后每1.7～2日上升1倍，在排卵后14日约达100U/L，妊娠8～10周达峰值，以后迅速下降；在妊娠中晚期，HCG仅为高峰时的10%。

（1）可用于早早孕诊断，迅速、简便、廉价。目前应用广泛的早早孕诊断试纸方便、快捷。具体操作：留备检妇女尿液（晨尿更佳），将带有试剂的早早孕诊断试纸条标有MAX的一端插入尿液中，尿的液面不得超过MAX线。1～5分钟即可观察结果，10分钟后结果无效。结果判断：在白色显示区上端呈现一条红色线为阳性，提示妊娠。试纸反应线因标本中所含HCG浓度可呈现出颜色深浅的变化。试纸条上端无红线出现，提示试纸失效或测试方法失败。

（2）血尿HCG维持在低水平，间隔2～3日测定无成倍上升，应怀疑异位妊娠。

（3）妊娠滋养细胞疾病的诊断和监测：对于患葡萄胎及妊娠滋养细胞肿瘤患者，HCG的检测尤为重要，它是反应治疗效果及判断疾病预后的重要指标。

（4）下丘脑或松果体胚胎细胞绒毛膜瘤或肝胚细胞瘤以及卵巢无性细胞瘤、未成熟畸胎瘤等均可分泌HCG导致性早熟。成年女性突然发生月经紊乱伴HCG升高时应及时到医院就诊。

14.OGTT–胰岛素释放试验检测的临床意义?

OGTT即口服葡萄糖耐量试验。胰岛素的分泌形式有两种：在无外来因素干扰的情况下，空腹状态时胰岛素分泌称为基础分泌；各种刺激诱发分泌称为刺激后分泌。葡萄糖是最强的胰岛素分泌刺激物。在OGTT同时测定血浆胰岛素，能了解胰岛细胞功能及有无胰岛素抵抗。约50%多囊卵巢综合征患者存在不同程度的胰岛素抵抗及代偿性高胰岛素血症。外周组织对胰岛素的敏感性降低，胰岛素的生物学效能低于正常，过量胰岛素刺激可影响女性排卵功能，促使卵巢发生多囊样改变。

15.多囊卵巢综合征的患者检测OGTT的临床意义?

正常人基础血浆胰岛素为5～20mU/L。口服葡萄糖30～60分钟上升至峰值（可为基础值的5～10倍，多数为50～100mU/L），然后逐渐下降，3小时后胰岛素将降至基础水平5.2～43.0 mU/L。多囊卵巢伴胰岛素抵抗的患者，口服葡萄糖后血糖及胰岛素分泌明显高于正常值。腹部肥胖型多囊卵巢患者需检测OGTT–胰岛素释放试验（在测试前8～12小时禁食，清晨空腹取静脉血检测空腹血糖及胰岛素，于口服75g葡萄糖后30分钟、60分钟、120分钟、180分钟分别取静脉血，测定血糖及胰岛素水平），对治疗效果有临床指导意义。

03

第三部分

专科健康指导

1.妇科患者常用的饮食种类有哪些?

（1）普通饮食：指易消化、无刺激性食物，限制油煎、胀气及辛辣刺激食物。

（2）软质饮食：以烂、无刺激性易消化食物为主，如面条、馒头、蔬菜、肉末。

（3）半流质饮食：食物无刺激性，易咀嚼和吞咽，营养素齐全，膳食纤维含量少，食物呈半流体状，如米粥、面条、馄饨、肉末、菜末、豆腐等。

（4）流质饮食：易吞咽和消化，食物呈液体状，如牛奶、豆浆、米汤、菜汁、鱼汤、果汁等。

（5）低盐饮食：成人食盐的总量限制在＜2g/d或酱油10ml/d，但不包含食物中自然存在的氯化钠，禁止食用腌制食品，如咸菜、皮蛋、咸肉、香肠等。

（6）高蛋白饮食：在基本饮食的基础上增加高蛋白的食物如肉类、鱼类、乳类、蛋类、豆类等。摄入蛋白的总量为1.5～2.0g/（kg·d），但总量不超过120g/d。

（7）少渣或无渣饮食：禁用或限用含纤维素多的食物如粗粮、竹笋、韭菜等，不食用坚硬带碎骨的食物。含热量高的食物一般含渣量低。

2.常见妇科疾病有哪些主要症状?

(1)痛经——症状:月经期下腹痛。

(2)前庭大腺炎——症状:外阴肿痛。

(3)子宫脱垂——症状:下坠感及腰背酸痛,肿物自阴道脱出,排便异常。

(4)子宫肌瘤——症状:月经改变,下腹部包块,白带增多。

(5)子宫内膜异位症——症状:痛经及慢性盆腔痛,月经失调,不孕。

(6)滴虫性阴道炎——症状:外阴瘙痒,阴道分泌物增多呈泡沫状。

(7)霉菌性阴道炎——症状:外阴瘙痒、阴道分泌物呈豆腐渣样。

(8)老年性阴道炎——症状:外阴灼热不适、瘙痒,阴道分泌物增多。

(9)盆腔炎——症状:腹痛、发热、阴道分泌物增多。

(10)子宫颈癌——症状:阴道流血、排液,疼痛。

(11)先兆流产——症状:阴道流血,下腹痛。

(12)卵巢良性肿瘤——症状:腹胀感,盆腔肿块。

(13)围绝经期综合征——症状:月经改变,潮热盗汗，心悸，失眠。

（14）功能失调性子宫出血——症状：月经紊乱。

（15）异位妊娠——症状：停经，腹痛，阴道流血。

（16）葡萄胎——症状：呕吐，停经，阴道流血，腹痛。

（17）妊娠剧吐——症状：剧吐，体重下降。

（18）子宫内膜癌——症状：阴道流血，阴道排液，疼痛。

3.妇科围手术期怎样管理?

（1）手术前管理：

①检查：在手术前，医生会对您全身情况进行认真检查，尤其重视血压、心、肺、肝、肾等。如有影响手术的并发症会先治疗、后手术。局部检查包括腹部、外阴、阴道和宫颈的视诊，阴道双合诊了解盆腔脏器，必要时进行三合诊检查。辅助检查包括血、尿常规化验及尿糖定性，测定出凝血时间、血型，并进行肝肾功能、乙肝五项的化验检查。胸部透视、妇科彩超、晚期癌的患者进行肝胆胰脾B超检查、钡灌肠等检查。年龄大的患者还要做心电图、眼底等检查，已婚妇女做宫颈细胞学检查（TCT）。有些患者还需加做特殊检查，如先天性无阴道患者需做静脉肾

盂造影以排除泌尿系统畸形。

②心理准备：主管医生会向您及您的家属介绍病情，说明手术及术中可能发生的问题及预料结果。手术前日晚，医生会给您适当的镇静剂（例：安定2mg 口服），以保证您有充分的睡眠。

③体质准备：

a. 适应性锻炼：长期吸烟者，应立即戒烟，防止术后咳嗽、肺部感染和影响伤口愈合。术后要较长时间卧床者，术前需进行卧床大小便的练习。

b. 饮食管理：一般手术者，手术前日中午不宜进食太多，宜选择清淡、易消化食物，如蒸鸡蛋羹等；晚餐应当以流质为主，如米汤；手术当日晨禁饮食。术前需8小时禁食，6小时禁饮，特殊手术需严格肠道准备。

④肠道准备：为方便术者操作及防止粪便污染手术野或手术损伤肠管，需做肠道准备。

⑤皮肤准备：手术前需洗澡、更衣、洗头和修剪指（趾）甲，注意清洁脐部。

⑥手术前根据情况留置导尿管。

⑦手术前做血型检查及交叉配血实验，以备术中用血。

⑧如有发热、月经来潮、血压高、血糖过高等情况，需暂缓手术。

（2）手术后管理：

①麻醉后管理：患者术毕回病房要去枕平卧4～6小时，全麻未清醒患者头偏向一侧，专人护理，随时清理患者呼吸道分泌物，保持呼吸道通畅。

②监测生命体征，观察切口敷料有无渗血、渗液，子宫切除术后7～10天要注意阴道出血情况。

③导管的管理：如有留置尿管或腹腔引流管，首先要保持引流管通畅勿扭曲，观察引流液的颜色、性质及量。每日清洗会阴，保持清洁、干燥，防止上行感染。

④饮食指导：术后6小时内禁饮食；6小时后可进水、米汤、肉汤、菜汤等流质饮食，少量多次进餐；肛门排气前勿进糖水、牛奶、豆浆等易产气食物以防腹胀。排气后根据医嘱吃流质饮食1～2天，然后食用如蒸鸡蛋羹、稠粥、烂面条、碎肉、碎菜、果泥等半流质饮食，逐步过渡到普通饮食。术后应多进鱼、肉、蛋、奶等高蛋白食物及新鲜蔬菜水果等高维生素食物以利机体恢复。贫血患者可多进动物肝脏、动物血、大枣、黑木耳、红小豆、阿胶、桂圆等补血食物。勿进酸、辣刺激饮食，注意饮食卫生。多吃粗纤维食物，防止术后大便干燥、便秘。

⑤活动与休息：术后注意休息，术后6小时去枕平卧、头偏向一侧；6小时后垫枕头，翻身活动，或半卧位。开腹手术2～3天后下床，腹腔镜手术24小时下床活动。术后逐

步增加活动量，减少肠粘连及下肢静脉血栓的形成。

⑥手术后可能会有腹胀、恶心呕吐、切口疼痛等不适，根据情况对症处理，以缓解不适。

⑦ 卫生指导：保持口腔清洁及身体清洁，早晚漱口，保持外阴清洁，减少感染机会。每日开窗通风，保持室内空气流通。

4.妇科常见疾病出院指导有哪些?

（1）子宫切除术后：术后应进食高蛋白、高维生素、高铁的食物，注意休息，避免重体力劳动和激烈的体育运动。腹部切口保持清洁干燥，10天后可淋浴，禁止盆浴，注意有无红、肿、热、痛等感染情况。少量阴道出血是正常情况，应经常更换卫生护垫，每日更换内裤，保持外阴清洁，以防感染。子宫切除后禁止性生活3个月（其他手术1个月）。术后1个月到医院复查，不适随诊。

（2）阴道手术后：要特别注意外阴的清洁卫生，禁止性生活3个月。行阴道前后壁修补的患者要尽量卧床休息3个月，避免长时间站立和提重物等增加腹压的动作。半年后经复查后医生同意方可恢复正常活动。

（3）滋养细胞疾病：2年内严格避孕，选择避孕套避孕，避免使用避孕药或带环。定期复查绒毛膜促性腺激素。葡萄胎患者有10%～25%恶变可能，因此坚持正规治疗和随访是根治葡萄胎的基础。尤其是随访血HCG的变化，可早期发现恶变倾向，对疾病预后尤为重要。葡萄胎清宫术后必须每周查血HCG 1次，直至连续3次正常，然后每月检查1次，持续半年；此后每半年检查1次，共随访2年。随访期间坚持避孕，定时做妇科检查、B超及X线胸片检查，注意观察自身症状，如出现月经不规律、阴道不规则流血、咳嗽、咳血时应及时就诊。

(4) 异位妊娠保守治疗：应卧床休息，多食蔬菜水果，保持大便通畅，避免做增加腹压的动作，如咳嗽、久蹲等，以防止压力过大引起破裂出血。化疗后需定期复查血常规、绒毛膜促性腺激素、B超，如白细胞低于正常值应及时治疗。治疗期间注意个人卫生、饮食卫生，防止感染及感冒，注意保护性隔离，勿去公共场所，勿接近感冒患者。如有腹痛及阴道流血立即就诊。输卵管妊娠者中有10%的再发生率和50%～60%的不孕率，因此再次妊娠时要及时就医，排除异位妊娠；如为宫内妊娠不宜轻易终止妊娠。

(5) 异常子宫出血：患者应进高蛋白、高铁饮食以纠正贫血，保持情绪稳定乐观；严格遵医嘱进行激素周期疗法，勿擅自停药或减药以免引起撤退性出血。

(6) 输卵管梗阻：月经干净后3～7天做输卵管通液术，术后禁止盆浴及性生活半月。

5.如何正确地坐浴?

坐浴是借助水温与药液的作用，促进局部组织的血液循环，增强抵抗力，减轻外阴局部的炎症及疼痛，使创面清洁，有利于组织的恢复。常用1：5000高锰酸钾，0.02%碘伏溶液，中成药液如洁尔阴、肤阴洁等溶液，按比例配置好溶液2000ml。

根据水温不同坐浴分为3种：

（1）热浴：水温在41～43℃，适用于渗出性病变及急性炎性浸润，可先熏后坐，持续20分钟左右。

（2）温浴：水温在35～37℃，适用于慢性盆腔炎、手术前准备。

（3）冷浴：水温在14～15℃，刺激肌肉神经，使其张力增加，改善血液循环。适用于膀胱阴道松弛、性无能及功能性无月经等，持续2～5分钟即可。

（4）注意事项：①月经期妇女、阴道流血者、孕妇及产后7天内的产妇禁止坐浴。②坐浴溶液应严格按比例配置，浓度过高容易造成黏膜烧伤，浓度太低影响治疗效果。③水温适中，不能过高，以免烫伤皮肤。④坐浴前应先排空膀胱，将外阴及肛门周围擦洗干净。⑤坐浴时需将臀部及全部外阴浸入药液中，一般持续约20分钟。⑥注意保暖，以防受凉。

04

第四部分

计划生育健康教育

1.你使用避孕措施的方法正确吗?

（1）避孕套避孕：避孕套方法使用正确避孕有效率能达到98%，但是现实生活里只有很少的人能做到正确使用。是不是做到了每次同房都使用？是不是每次同房从始至终都使用？是不是在使用前检查避孕套有没有破？如果不是，这样使用避孕套1年的避孕失败率高达15%。

（2）安全期避孕：还有很多女性喜欢用安全期避孕，认为很方便。但你的月经周期是不是偶尔不准过？你确切知道安全期怎么计算吗？如果不是的话，使用安全期1年的避孕失败率高达26%。不少来做流产的女性，认为来月经前几天应该是“安全”的，结果意外怀孕，可见安全期不安全。

（3）体外射精：体外射精就更不推荐了，使用1年的避孕失败率高达27%，极难控制，可以说用这种方法几乎就是在“赌博”。

（4）紧急避孕药：紧急避孕药属于避孕失败的补救措施，不属于常规避孕方法，但很多女性把它当成了常规避孕方法，重复使用，导致意外妊娠。那么何为“重复使用”呢？在一个月经周期内使用2次，就算重复了，“中奖”概率会大大增加。

（5）口服短效避孕药：需要在医生指导下使用，避孕效果较好。

（6）宫内节育器：目前为相对安全、方便的一种避孕措施。

2.常见避孕失败的补救措施有哪些？

常见的避孕失败补救措施可选用药物或人工流产术，必须在专科医师的评估下，根据具体情况确定采用哪种方法。

（1）药物流产：适用于妊娠49天以内者。目前常见的药物是米非司酮（Ru486）和前列腺素联合应用，其作用是使子宫蜕膜变性坏死、宫颈软化，子宫收缩，促使胚胎排出。

药物流产后最初2～3天，阴道流血量一般相当于月经量或略多于月经量，要注意个人卫生，保持会阴清洁。在阴道流血未干净时不能盆浴及同房，如果阴道流血量增多或持续不干净要及时到医院就诊。流产后2周内适当休息，多吃富有营养的食物，避免重体力劳动。注意避孕，因为流产后排卵很快恢复，以免未避孕导致短期内再次怀孕，加重对子宫的伤害。

（2）人工流产手术：适用于妊娠14周内自愿要求终止妊娠而无禁忌证者或因各种疾病不宜继续妊娠者。对生殖器官急性炎症，各种急性传染病或慢性传染病急性发作期，严重的全身性疾病或全身状况不良不能耐受手术者，以及术前相隔4小时发热者不宜使用。

在实施人工流产手术过程中避免情绪紧张，保持良好心态，积极配合手术，在术中可做深呼吸以减轻不适。术后需卧床休息1小时，饮食以清淡温和为主，保持外阴清洁卫生，1个月内不能同房，不要坐浴和泡澡，以降低盆腔感染的风险。人工流产术后注意休息3～4周，可适当活动。如出现阴道多量出血、发热、腹痛等情况，要及时到医院就诊。人工流产手术不宜经常实施，需做好避孕措施。

3.人工流产对母儿双方有哪些伤害?

人工流产不仅对妈妈，甚至对你未来的孩子都可能造成不可挽回的伤害。对妈妈来说，术中可能发生子宫穿孔、大出血、低血压、麻醉意外等情况，术后还可能发生感染、宫腔粘连、不全流产等，这些都可能成为远期不孕不育或者习惯性流产的“罪魁祸首”。大家可能不理解为什么还会对我未来的孩子造成伤害。道理很简单，我们的宝宝要在什么地方生长？就在我们女性最重要的生育器官——子宫里。大家都知道胎盘吧！胎盘是宝宝生长的生命线，附着在子宫壁上，负责输送由妈妈供给宝宝的营养。如果子宫千疮百孔，胎盘就没有肥沃的土壤生长，或者只能长在营养不好的位置，会使宝宝在宫内发育迟缓、早产，甚至死亡。而这种伤害多半是人工流产带来的，每多做一次就加重一次对子宫的伤害！

4.人工流产手术后应注意什么？

当你意外怀孕，而又不想要的时候，你肯定会选择人工流产。无可否认，人工流产对女性身体损害很大，但它也是最快、最有效的解决方法。那么，人工流产后该如何护理呢？

（1）注意阴道流血情况。人工流产后流血超过1周以上，以及伴有下腹痛、发热、白带混浊有臭味等症状，应该及时到医院复查诊治。

（2）注意休息。人工流产后尽量卧床休息2～3天，之后可下床做适当活动，并逐渐增加活动时间。人工流产后半月内不要从事重体力劳动，避免接触冷水。人工流产后需要1个月左右复原。

（3）注意做好避孕措施。人工流产后卵巢和子宫功能逐渐恢复，卵巢按期排卵。应及早选择可靠的避孕措施。

（4）保持外阴清洁，严禁同房。人工流产后子宫口还没有完全闭合，子宫内膜也需要一个修复的过程。在这段时间内，要特别注意保持外阴部的清洁卫生，所用的卫生巾等用品要勤换，内裤要勤洗勤换；术后半个月内不要坐浴。人工流产术后若过早性生活，易造成急性子宫内膜炎、盆腔炎，还可继发不孕。因此，术后1个月内严禁同房。

（5）加强营养。流产后的饮食至关重要，如果调养得不好，甚至会影响再次受孕。所以这时应选择一些高蛋白和维生素的食物，如鸡肉、瘦猪肉、蛋类、奶类和豆类、豆类制品等。由于身体较虚弱，常易出汗，补充水分宜少量多次。汗液中排出水溶性维生素较多，尤其维生素C、维生素B_1、维生素B_2，应多吃新鲜蔬菜、水果，这也有利于防止便秘。忌食螃蟹、田螺、河蚌等寒性食物。因此，人工流产术后注意增加营养，以增强机体对疾病的抵抗力，促进受伤器官的早日修复。

5.人工流产后多久来月经？

一般来说，人工流产后22天左右，卵巢会逐步恢复排卵功能，约1个月时会有月经来潮。但也有部分女性在人工流产后会出现月经延期、月经量多等症状，月经周期可能也会不稳定。通常这种情况会在2～3个月内逐渐恢复正常，如果超过这个时间仍然存在月经不调的情况，要及时就医查清病因，对症治疗。

人工流产后来月经的时间与怀孕周期也有关系。根据每个人体质不同，时间也会不一样。一般来说，孕早期进行人工流产后，接着就是下一个月经周期。但在很多情况下，由于人工流产后会引起体内激素水平的变化，排卵的时间可能会推迟，因而月经也就随之向后延迟，之后可能就会出现1个月或几个月不来月经的现象。如果月经推迟7～10天以上，最好还是要去医院详细检查一下。

另外患者要注意选择正规的医疗机构进行人工流产，这样有助减少不必要的伤害。

6.什么是人工流产综合征?

人工流产综合征是指在人工流产手术的过程中或术后出现恶心呕吐、心动过缓、心律不齐、面色苍白、头昏、胸闷、大汗淋漓，严重者甚至出现血压下降、昏厥、抽搐等迷走神经兴奋症状，这与受术者的情绪、身体状况及手术操作有关。

发现症状应立即停止手术，给予吸氧，一般能自行恢复。严重者可加用阿托品0.5～1mg静脉注射。术前重视精神安慰，术中动作轻柔，吸宫时掌握适当负压，减少不必要的反复吸刮，均能降低人工流产综合征的发生率。

7.如何"高效"避孕呢?

在国际上最常用的有两类：宫内节育器、复方短效口服避孕药。这两类避孕方法在正确使用情况下，使用1年，避孕失败率都低于1%，因此在全球有大量女性在使用，特别是欧美发达国家。

怎样选择适合自己、有助于保护自己、健康的避孕方法？对于近期不打算要孩子的女性和已经是"高危"流产的女性，特别是做过剖宫产或者已经多次人工流产的女性，必须考虑长期避孕。推荐首选宫内节育器，在手术时可同时放置，流产+避孕一次到位，减少疼痛、时间和费用。

对于近期打算生孩子或不愿选用宫内节育器的女性，推荐首选复方口服短效避孕药，至少坚持服用6个月。

8.放环避孕需要注意什么?

放环即将宫内节育器放入子宫腔内，从而达到避孕目的。适合已婚育龄期妇女禁忌证，要求避孕者；无相对禁忌证，要紧急避孕或继续以宫内节育器避孕者。

但不适合有以下情况的女性：妊娠或可疑妊娠，月经过频、经量多或不规则阴道流血；生殖器官急慢性炎症；生殖器官肿瘤、子宫畸形；人工流产术后子宫收缩不良，已有妊娠组织残留或感染；宫颈内口过松、重度宫颈裂伤或Ⅲ度子宫脱垂；有严重全身性疾患；对铜过敏。

放环时间应根据以下原则来选择：在月经干净后3～7天内，无性生活；如放曼月乐环（左炔诺孕酮宫内缓释系统）则在月经第3～7天放置；产后42天子宫恢复正常大小，恶露已净，会阴切口已愈合；剖宫产术后半年，哺乳期排除早孕；人工流产术后，宫腔深度＜10cm。

放环后可能有少量阴道流血及下腹不适，若出现发热、下腹痛及阴道流血量多时，应随时就诊。放环后休息3天，1周内不做重体力劳动，尤其是增加腹压的劳动及运动，且2周内不能盆浴和同房。注意个人卫生，保持外阴清洁，以免感染。每次来月经或排便时注意有无环脱落，定期到医院复查。

9.如果需要取环应注意什么?

对计划再生育的女性、放环期限已满需要更换或改用其他避孕措施的女性，以及因不良反应治疗无效或出现并发症的女性需要到医院进行取环；此外，对绝经1年内的女性必须取环。对患有生殖器官急性、亚急性炎症或严重全身性疾病的女性暂不宜取环。

取环时间应选择在月经干净3～7天为宜，阴道出血量多的女性可随时到医院取环。取环后注意休息，术后2周内不能同房和盆浴，注意个人卫生，保持外阴清洁。

10.怎样选择避孕方法?

育龄妇女可根据自身特点（包括家庭、身体、婚姻状况等），在不同时期选择合适的安全有效的避孕方法。新婚夫妇年轻，尚未生育，应选择使用方便、不影响生育的避孕方法，如复方短效口服避孕药使用方便，避孕效果好，不影响性生活，列为首选。男用阴茎套也是较理想的避孕方法，性生活适应后可选用阴茎套。还可选用外用避孕栓、薄膜等。由于尚未生育，一般不选用宫内节育器。不适宜用安全期、体外射精及长效避孕药。哺乳期选用阴茎套是最佳的避孕方式。生育后期选择长效、安全、可靠的避孕方法，减少非意愿妊娠进行手术带来的痛苦，宫内节育器、皮下埋植剂、复方口服避孕药、避孕针、阴茎套等均适用，可根据个人身体状况进行选择。绝经过渡期仍有排卵可能，应坚持避孕，选择以外用避孕药为主的避孕方法，可采用阴茎套，原来使用宫内节育器无不良反应者可继续使用，至绝经后半年或月经紊乱时取出。

11.怎样使用避孕套?

全程正确使用避孕套不仅可阻隔精卵的相遇，还阻隔了各种细菌病毒的传播，其使用中需要注意几个细节：在使用时翻下包皮，露出冠状沟，像捋丝袜一般，将避孕套捋到阴茎根部。戴的时候，单手挤出储精囊中的空气，以增强龟头的接触面积并有效地防止渗透和滑落。研究结果证明，在使用正确的情况下，避孕套防止受孕的有效率可以达到98%。

12.短效避孕药怎样服用?

短效避孕药，一般含有雌激素和孕酮，通过抑制排卵、抑制受精卵着床、减缓卵细胞运输的速率、中断受精卵运输，来达到避免受孕的目的。

短效避孕药以月经周期28天为一个轮回，对于20天型和21天型的口服短效避孕药，每天服用一片，连续20天或21天，停药7天，在停药的2至3天后月经来潮，经血量一般很小。7天停药期一过，立即服用下一周期的药。而对于28天型的口服避孕药是连续服用的，其中有7片不含激素，方便女性的服用，以防其忘记服药时间。建议吃三个月停用一个月，正好去检查一下身体，确定没有问题，就可以再吃下一个周期。

13. 紧急避孕药怎么服用?

紧急避孕药，是指在无防护性生活或避孕失败后的一段时间内，为预防妊娠而采用的避孕方法。它可以抑制排卵和干扰受精过程，所以，服药时间越早越好。服用时间：

（1）24小时之内服用。紧急避孕药在24小时之内服用避孕效果最好，也最有利于人体排毒，同时应配合多吃苹果等排毒水果。在服用紧急避孕药后的2小时内，如果出现呕吐，应马上加服半剂量的药物一次。

（2）36小时之内服用。紧急避孕药在36小时之内服用避孕效果属正常范围，当然也是服用得越早越好。另外，不管在哪个时间段服用紧急避孕药，都应该空腹3小时。

（3）72小时之内服用。紧急避孕药在72小时之内服用是最让人提心吊胆的。虽然紧急避孕药在72小时内服用都有效，但每个人体质不同，一旦受精卵着床稳定，则很容易被动怀孕。因此，紧急避孕药尽量在同房后72小时之内服用。

紧急避孕仅对一次无保护性生活有效，避孕有效率明显低于常规避孕方法，且紧急避孕药激素剂量大，副作用亦大，不能替代常规避孕。

14.避孕药停服多久才能正常怀孕呢?

避孕药是最常用的避孕方式之一，然而许多女性对避孕药有诸多的不了解与担忧。停用避孕药多久才能正常怀孕？要根据不同种类的避孕药而定。

避孕药有长效、短效和紧急避孕药几大类。建议未生育的年轻女性采用短效口服避孕药避孕，这种避孕药的优越性在于停药后很快就能怀孕，对胎儿发育没有不良影响；而长效口服避孕药一般含有较大剂量雌激素、孕激素，一般主张停药3个月到半年时间才可以怀孕。

短效避孕药也有很多种，需按医嘱或说明书服用，不能出现漏服，以免造成避孕失败。一般要从月经第5天开始吃药，需服21～22天。如果当日漏服，要在12小时内进行补服；漏服3天以上，建议取消该周期药物避孕，采取另一种方法避孕。有血栓史或禁忌证患者（心、脑、肝、肾疾病或功能不全及哺乳期等）不能选择避孕药避孕。

05

第五部分

妇科常见疾病健康教育

1.得了前庭大腺炎应该怎么办?

病原体侵入前庭大腺引起的炎症称为前庭大腺炎（图4）。在性交、流产、分娩等情况污染外阴时，病原体侵入引起炎症，此病多见于育龄妇女。初期时局部肿胀、疼痛、灼烧感，行走不便，有时致大小便困难。当脓肿形成时，疼痛加剧。

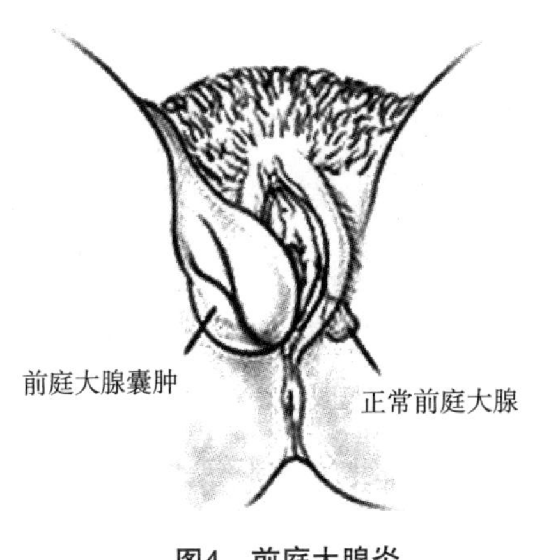

图4　前庭大腺炎

前庭大腺炎急性期应卧床休息，保持外阴清洁，局部严禁搔抓，勿用刺激性药物或肥皂擦洗，可局部冷敷缓解疼痛。注意饮食，避免辛辣、刺激性的食物，饮食清淡，多吃有营养易消化的食物。在医生指导下使用1：5000高锰酸钾温水坐浴，避免穿紧身、透气性差的裤子，可选择穿着长裙。月经期、产褥期禁止性生活。经期使用消毒卫生巾预防感染。若脓肿形成后需行切开引流及造口术。

2.患有子宫内膜异位症的女性应注意些什么?

正常情况下，子宫内膜仅覆盖于子宫体腔面。如果子宫内膜出现在子宫腔面以外的身体其他部位时，称为子宫内膜异位症。异位最常见于卵巢、子宫骶骨韧带，其次为子宫直肠阴道隔、子宫直肠凹陷等盆腔内部，亦可见于脐、剖宫手术的腹部瘢痕、膀胱、肺等远处。

异位的子宫内膜在卵巢激素的作用下，发生周期性出血，血液积聚，刺激周围组织引起粘连和纤维化，形成大小不等的硬结或包块。主要表现为进行性痛经、月经紊乱、性交疼痛和不孕。

患有子宫内膜异位症的女性怎样来保健呢？首先，注意经期卫生，保持外阴清洁，勤换月经垫及内裤，经期避免同房、盆浴或游泳。月经期间保持心情舒畅，减少剧烈运动，经期、经后注意腹部保暖。其次，要注意饮食调节：饮食以清淡富营养且易消化的食物为主，多食新鲜的蔬菜水果，忌生冷、辛辣、煎炸、油腻刺激的食物。

对使用激素治疗的女性，要严格按照医生的医嘱坚持服药，不可擅自随意停药，以免出现子宫出血。用药期间注意药物的不良反应，如可出现低热、恶心、乏力、食欲不振、闭经等现象，但停药后数月即可恢复正常。如需减量或停药，需在医生的指导下进行。

3.得了子宫肌瘤怎么办?

子宫肌瘤是女性生殖器官最常见的一种良性肿瘤（图5）。如果肌瘤向子宫表面突出生长称“浆膜下肌瘤”，长在肌层的称“肌壁间平滑肌瘤”，长在子宫内层向子宫腔突出的称“黏膜下肌瘤”。若同时在子宫上长2个及以上的肌瘤，称“多发性子宫肌瘤”。

子宫肌瘤多发生在30岁以后妇女，发病率约占生育年龄妇女的20%，大多数因肌瘤小而无特殊症状，偶然于体检中发现。如肌瘤较大可出现下腹部肿块，月经量过多，甚至会压迫膀胱、直肠引起排尿困难或大便秘结。

子宫肌瘤的治疗方法：肌瘤小、无症状、症状轻微、临近绝经期的女性，可观察，每3～6个月到医院复查一次。对月经过多导致继发性贫血、药物治疗无效，出现压迫症状如排尿、排便困难，严重腹痛、性交痛或肌瘤生长较快，怀疑恶变的女性，需采取手术治疗。手术治疗包括保守性手术（子宫肌瘤剔除术）、子宫肌瘤射频消融术、子宫切除术等。

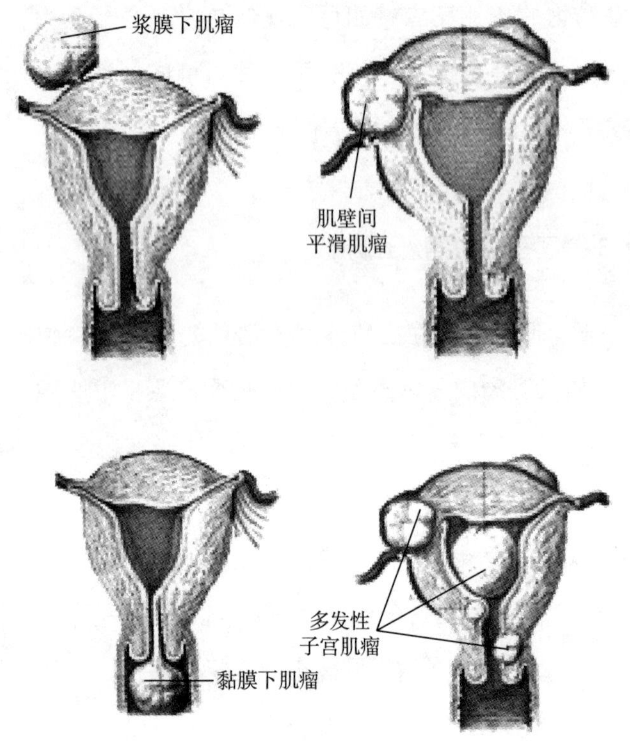

图5　子宫肌瘤类型

4.女性切除子宫有什么影响?

子宫是女性孕育后代的重要器官，切除子宫最直接的影响就是丧失了孕育后代的能力。子宫具有孕育生命、产生月经等各种重要的功能。子宫切除后会导致月经停止，一般子宫切除是从阴道穹隆处切断，阴道顶端缝合成一个盲端，手术后的阴道仍保留原来的结构和功能。子宫是一个生殖器官，由于宫颈周围有重要的感觉神经，对性生活的质量有重要价值。切除子宫后只有6%的患者性生活受到影响，大多数患者仍能有正常的性生活，一般手术后6周就可以有正常的性生活。

部分女性在行子宫切除术、卵巢切除手术后会产生许多顾虑，担心自己女性形象受损，自我完整感丧失，担心会影响夫妻性生活等，会表现出情绪低落、苦闷、抑郁，产生“自卑感”，有的担心自己对丈夫不再具有吸引力，会遭拒绝，因此抑制了性生活的兴趣；还有的女性认为没有了子宫就不再是女人了……这些不必要的担心和误会都会影响性生活的质量，其实这是一种负性情绪在作祟。所以最重要的就是要消除心理上的压力，同时配偶的关心和理解也是非常重要的。

作为家属应该给患者心理支持和精神抚慰，给予多方面的爱护和帮助，倾听患者的心声，尊重患者的人格，解除其思想顾虑。其丈夫应积极配合，在妻子面前保持良好的心境，多理解，多体谅，在生活上给予无微不至地关心、照顾，营造温馨的气氛，帮助她重建精神和生活的信心。

患者自我心理调适非常重要。要面对现实，正确认识，积极地调整自己的心理状态，减轻心理负担。告诫自己，相信自己一定能够战胜一切困难，早日回归家庭和社会。

5.患有滴虫性阴道炎时怎么办?

滴虫性阴道炎是由阴道毛滴虫引起的，是妇女较常见的一种疾病。这种毛滴虫可寄居在阴道、尿道、膀胱、肾盂等处，并引起炎症发作。此病一般是通过性生活直接传播或通过公共浴池、浴盆、浴巾、游泳池、坐便器、衣物、污染的器械和敷料等途径传播。

妇女阴道感染了滴虫性阴道炎时，常会感到外阴与阴道瘙痒、灼热甚至疼痛，同时白带增多，多呈黄白色脓性、泡沫状，有臭味。

当出现以上症状，应及时到医院就诊。处理原则是切断传播途径，杀灭阴道毛滴虫，恢复阴道正常pH值，保持阴道自净功能。

有外阴瘙痒等症状时，切勿搔抓，以免外阴皮肤黏膜破损，继发感染。每日应清洗外阴。内裤、毛巾要独用，用后煮沸消毒5～10分钟。性伴侣应同时进行治疗，治疗期间禁止同房及进入公共浴池或游泳池。

6.霉菌性阴道炎是怎么回事?

霉菌性阴道炎是由假丝酵母菌引起的常见外阴阴道炎症。正常情况下女性阴道中有少量假丝酵母菌寄生，但并不引起症状。只有在全身及阴道局部细胞免疫能力下降、假丝酵母菌大量繁殖并转变为菌丝时才出现症状。常见发病诱因有：①长期应用抗生素；②妊娠、糖尿病及大量应用免疫抑制剂使机体的抵抗力降低；③穿紧身化纤内裤、肥胖、应用高剂量雌激素避孕药等，可使会阴局部的温度及湿度增加，假丝酵母菌易于繁殖引起感染。

霉菌性阴道炎主要表现为外阴瘙痒、灼痛，性交痛以及尿痛，阴道分泌物增多呈豆腐渣样。当出现以上症状时，应及时到医院就诊。治疗过程中应保持外阴清洁；勤换内裤，内裤独用，避免交叉感染；用过的内裤、盆及毛巾应用开水烫洗，在日光下晾晒；治疗期间不宜同房。15%男性与女性患者接触后患有龟头炎，对有症状的男性应进行假丝酵母菌检查及治疗，预防女性反复感染。

7.围绝经期综合征会有哪些表现?

围绝经期综合征指妇女绝经前后出现性激素波动或减少所引起的一系列躯体及精神心理症状。

（1）近期可出现：①月经紊乱。表现为月经周期不规则，经期持续时间长及经量增多或减少。②血管舒缩症状。主要表现为潮热，为血管舒缩功能不稳定所致，是雌激素降低的特征性症状。其特点是反复出现短暂的面部、颈部及胸部皮肤阵阵发红，伴有轰热，继之出汗。一般持续1～3分钟。症状轻者每日发作数次，严重者十余次或更多，夜间或应激状态易促发。该症状可持续1～2年，有时长达5年或更长。潮热严重时可影响妇女的工作、生活和睡眠。③自主神经失调症状：常出现如心悸、眩晕、头痛、失眠、耳鸣等自主神经失调症状。④精神神经症状：围绝经期妇女常表现为注意力不易集中，并且情绪波动大，如激动易怒、焦虑不安或情绪低落、抑郁、不能自我控制等情绪症状。记忆力减退也较常见。

（2）远期可出现：①泌尿生殖道萎缩症状，如阴道干燥、性交困难及反复阴道感染，排尿困难、尿痛、尿急等反复发生的尿路感染等。②骨质疏松：绝经后妇女雌激素缺乏使骨质吸收增加，导致骨量快速丢失而出现骨质疏松。50岁以上妇女半数以上会发生绝经后骨质疏松，一般发生在绝经后5～10年内，最常发生在椎体。③阿尔茨海默病：绝经后期妇女比老年男性患病风险高，可能与绝经后内源性雌激素水平降低有关。④心血管病变：绝经后妇女糖脂代谢异常增加，动脉硬化冠心病的发病风险较绝经前明显增加，可能与雌激素低下有关。

若出现上述症状，请不用担心，很多妇女都会平稳渡过围绝经期。如症状明显请在专业医生的指导下调理或治疗，就可快乐地度过这一特殊时期，提高生活质量。

8.绝经以后为什么容易发生阴道炎?

老年性阴道炎是绝经后妇女常见的疾病。绝经后妇女易发生阴道干燥、疼痛、性交困难、尿频、尿急、反复尿路感染，12%～15%的50岁以上的妇女可有以上症状。绝经后由于卵巢功能衰退，雌激素缺乏，使阴道壁皱褶减少，上皮变薄，弹性差，分泌物减少，局部抵抗力降低，所以易受病菌感染引起炎症。

患老年性阴道炎的女性往往自觉外阴瘙痒、不适，甚至有灼热感；阴道分泌物呈黄水样，有时稍带血或脓样，具有臭味。老年女性一旦出现以上症状，应就医检查，确诊后对症治疗。

老年女性应注意个人卫生，勤换内裤，保持外阴清洁。多食含维生素的食物如新鲜蔬菜和水果，适当补充鱼肝油和维生素C、维生素E等。

9.什么是宫颈炎?

子宫颈炎症是妇科常见疾病之一，包括子宫颈阴道部炎症及子宫颈管黏膜炎症。因子宫颈阴道部鳞状上皮与阴道鳞状上皮相延续，阴道炎症可引起子宫颈阴道部炎症。由于子宫颈管黏膜上皮为单层柱状上皮，抗感染能力较差，易发生感染。临床多见的子宫颈炎是急性子宫颈管黏膜炎。若急性子宫颈炎未经及时诊治或病原体持续存在，可导致慢性子宫颈炎症（图6）。

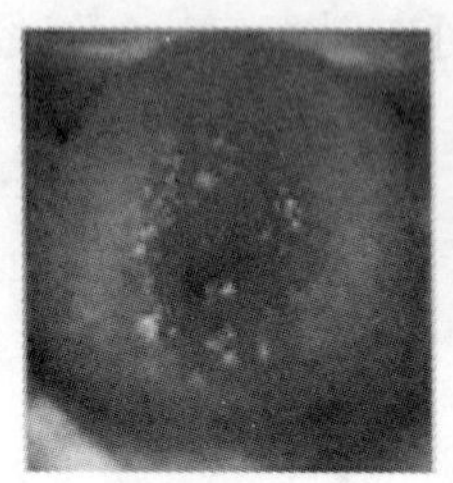
轻度宫颈炎

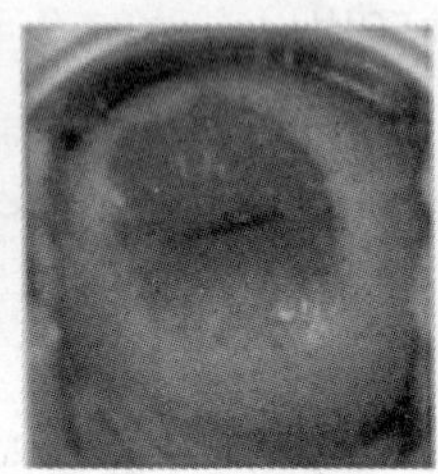
中度宫颈炎

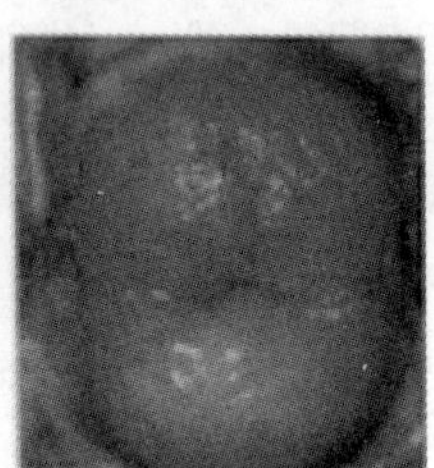
重度宫颈炎

图6　宫颈炎

慢性子宫颈炎多无症状，少数患者可有阴道分泌物增多，淡黄色或脓性，性交后出血，月经间期出血，偶有分泌物刺激引起外阴瘙痒或不适。妇科检查可发现子宫颈呈糜烂样改变，或有黄色分泌物覆盖子宫颈口或从子宫颈口流出，也可表现为子宫颈息肉或子宫颈肥大。

10.宫颈癌相关的高危因素有哪些?

子宫颈癌是最常见的女性生殖器恶性肿瘤（图7），持续高危型人乳头瘤病毒（HPV）感染是导致宫颈癌的主要因素。HPV主要通过性生活传播，凡有过性生活的女性都有可能感染HPV，但HPV感染不等于发生宫颈癌。高危型人乳头瘤病毒持续性感染是引起宫颈癌前病变和癌变的独立危险因素和必要条件。宫颈癌最常见于40～60岁女性，从来没有进行过宫颈病变筛查、性生活开始年龄过早（<16岁）、性伴侣数量过多、怀孕次数多（>5次）、吸烟、无保护性行为、长期使用避孕药会增加患宫颈癌的危险。

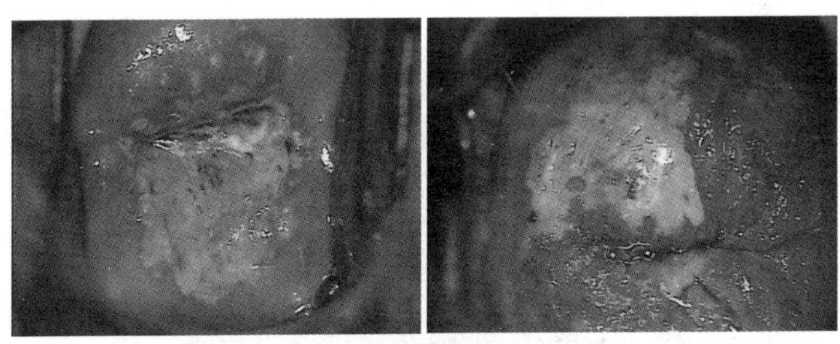

A.宫颈原位癌

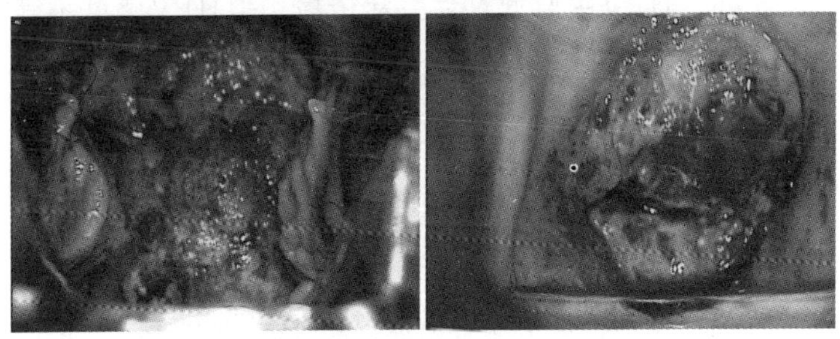

B.宫颈浸润癌

图7　宫颈癌

11.如何预防宫颈癌的发生?

宫颈癌病因明确、筛查方法较完善，是一种可以早期预防、早期治愈的肿瘤。其防治关键在于避免过早性行为，固定性伴侣，科学避孕，优生优育，定期进行宫颈癌筛查，早期发现癌前病变，对发现异常结果的女性早治疗，把病变阻断在癌前期或癌早期。

宫颈癌是目前全球上唯一可用疫苗预防的癌症，接种宫颈癌疫苗（HPV疫苗）可以有效地预防宫颈癌的发生。HPV疫苗分为预防性疫苗和治疗性疫苗。世界范围内，现已有三种预防性HPV疫苗，即针对HPV16、18型的二价疫苗；针对6，11，16、18型的四价疫苗；针对6，11，16，18，31，33，45，52，58的九价疫苗。

此外，HPV主要通过性生活传播，但HPV感染不等于发生宫颈癌。据统计，80%妇女一生中至少一次HPV感染，但HPV感染人群中小于1%的个体发生癌变。一过性HPV感染仅是宫颈的“一场感冒”，不足以引起宫颈癌。HPV感染导致宫颈癌的发生是“常见病毒感染的偶发事件”。HPV感染后到发生宫颈癌一般需要5年以上，只要严格遵循规范筛查流程，绝大部分宫颈癌是可以杜绝或早期防治的。

12.哪些人适合接种HPV疫苗?

世界卫生组织（WHO）推荐9～13岁女孩接种HPV疫苗。在没有性生活前接种HPV疫苗是最理想的，接种时的年纪越小，抗体水平越高，预防效果越好。已有性生活的女性（>13岁），被HPV感染的机会急剧增加，但此时注射疫苗仍有效，也可以接种，因为即使是使用安全套也不能完全预防HPV感染。目前HPV疫苗的适应年龄上限为45岁。对于45岁以上女性，相比起疫苗接种，更推荐进行宫颈癌定期筛查。常规的HPV和细胞学联合检测仍是预防宫颈癌的主要措施。而且三种疫苗都不包括可能的极少部分未得到鉴定的高危型HPV，所以接种后仍然需要定期筛查。

13.接种HPV疫苗后可以保护多长时间呢?

HPV在自然感染情况下，能够刺激机体产生的抗体“部队”人数较少，战斗力也比较弱，很多时候不能抵御病毒的再次攻击。而接种HPV疫苗之后，会在体内产生很多抗体“部队”，它们会潜伏在宫颈黏膜等处，及时消灭入侵的病毒。

研究表明，接种二价疫苗后产生的保护性抗体可以维持9.4年，四价疫苗可以维持7.2年，九价疫苗可以维持5年（免疫时间上限尚缺乏研究数据）。

14.导致流产的常见原因？怀孕期间应注意些什么？

先兆流产是指妊娠28周前出现少量阴道流血，常为暗红色或血性白带，无妊娠物排出，随后出现阵发性下腹痛或腰背痛。流产大致有以下几种原因：一是胎儿或胎盘因素，胚胎或胎盘发育异常。二是母体因素，如患内分泌失调、急性传染病、慢性病、营养不良或药物中毒、子宫肌瘤、宫颈过短、子宫后倾等。三是外来因素，如手术、外伤、性交、运动、精神刺激等。

在怀孕期间应注意加强营养并补充维生素B、维生素E、维生素C等，进清淡易消化且富有营养的食物，少食辛辣、油煎、油炸等刺激性食物。避免过度劳累。勿持重涉远、登高攀岩，不宜穿高跟鞋，忌烟酒，避免跌扑闪挫。妊娠3个月以内、7个月以后应禁止房事，否则易导致流产、早产。避免接触射线及服用对胎儿有危害的药物，避免接触有毒物品。大便应保持通畅，大便时不要过于用力，以防止腹压升高而引起先兆流产。一旦出现先兆流产的征兆，孕妇应绝对卧床静养，宜取左侧卧位，避免各种刺激，消除紧张情绪，及时到医院就诊。

15.卵巢肿瘤相关的高危因素有哪些？应如何提高自我防范意识？

卵巢肿瘤是女性生殖系统常见的三大恶性肿瘤之一，可发生于任何年龄。20%～25%卵巢肿瘤患者有家族史。高胆固醇饮食、内分泌因素为卵巢囊肿发病的高危因素。卵巢良性肿瘤发展缓慢，早期肿瘤较小，多无症状；肿瘤增大时，有腹胀感，腹部扪及包块；肿瘤继续长大占满整个盆腔时，可出现尿频、便秘、胸闷、心悸、气促等症状。卵巢恶性肿瘤可出现腹胀、腹水、腹部包块和胃肠道症状，肿瘤向周围组织浸润或压迫神经，可引起腹痛、腰痛或下肢疼痛等症状。

怎样加强预防保健意识？30岁以上妇女每年应行一次妇科检查。高危人群不论年龄大小最好每半年接受一次检查。提倡高蛋白、富含维生素A的饮食，避免高胆固醇饮食。当确诊卵巢实性肿块或卵巢囊肿直径>5cm时，应及早手术治疗（图8）；对于青春期前、绝经后及正在口服避孕药的女性，一旦发现卵巢增大或卵巢囊肿持续存在2个月，应及时就医。

卵巢癌易复发，卵巢癌患者手术后需长期接受随访和监测。随访时间：术后1年内，每月1次；术后第2年，每3个月1次；术后3～5年视病情每4～6个月1次；5年以上者，每年1次。随访内容包括临床症状与体征、全身及盆腔检查、B超等，必要时做CT或MRI检查；根据病情需要测定CA125、AFP、HCG等肿瘤标志物。

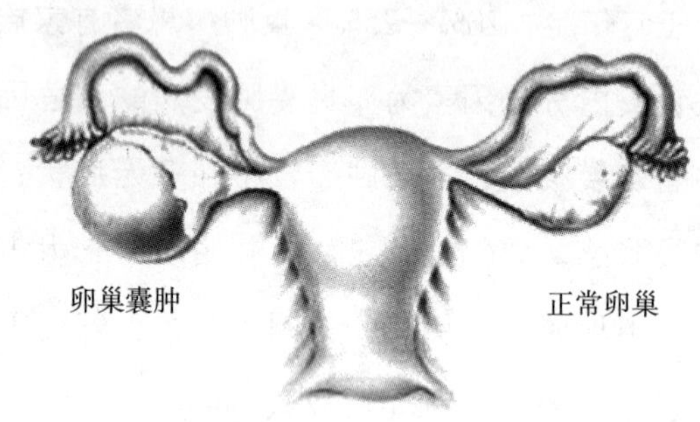

图8　卵巢囊肿

16.什么是卵巢囊肿蒂扭转?

卵巢囊肿蒂扭转为常见的妇科急腹症，约10%卵巢肿瘤可发生蒂扭转。好发于瘤蒂较长，中等大、活动度良好、重心偏向一侧的肿瘤，如成熟畸胎瘤。常在体位突然改变，或妊娠期、产褥期子宫大小、位置改变时发生蒂扭转。发生急性蒂扭转后，因静脉回流受阻，瘤内充血或血管破裂致瘤内出血，导致瘤体迅速增大。若动脉血流受阻，肿瘤可发生坏死、破裂和继发感染。蒂扭转的典型症状是体位改变后突然发生一侧下腹剧痛，常伴恶心、呕吐甚至休克。有时不全蒂扭转可自然复位，腹痛随之缓解。

发生急性蒂扭转，一经确诊，应尽快行手术治疗。

17.什么是功能失调性子宫出血?

功能失调性子宫出血简称“功血”，是调节生殖的神经内分泌机制失常引起的异常子宫出血，而全身及内外生殖器官无明显器质性病变存在。主要表现为月经周期长短不一、经期延长、经量过多或不规则阴道流血。可分为无排卵型功血和排卵型功血两类，其中无排卵型功血约占85%。功血可发生于月经初潮至绝经间的任何年龄，50%患者发生于绝经前期，30%发生于育龄期，20%发生于青春期。

出现上述症状，应及时到医院进行诊治。积极配合医生做好相关检查。如阴道流血量多应保留会阴垫，以估计出血量，保持会阴清洁，预防感染。在治疗期间应注意卧床休息，避免过度疲劳和剧烈活动。注意加强营养，经血多者要额外补充富含铁质、维生素C和蛋白质的饮食，如猪肝、豆角、胡萝卜、蛋黄、葡萄干等，禁食生冷刺激性食物。在医生的指导下按时按量正确服用性激素，保持药物在血液中的稳定水平，不得随意停服、漏服，治疗期间出现不规则阴道流血应及时就医。

18.什么是不孕症？不孕症需要做哪些检查？

女性无避孕性生活至少12个月而未孕，称为不孕症。不孕症可分为原发性不孕和继发性不孕。阻碍受孕的因素包括女方、男方和男女双方。不孕属女性因素占40%～55%，属男性因素占25%～40%，属男女双方共同因素占20%～30%，不明原因的约占10%。应针对不孕症的病因进行处理，根据具体情况采用不同的治疗方法。

不孕症应做哪些检查呢?夫妇双方应进行全身检查以排除全身性疾病。男方应重点检查外生殖器有无急性病变，精液常规检查必不可少。女性应重点检查阴道、子宫及附件形态有无异常、功能是否正常，B超检查、激素水平测定、输卵管通畅度检查，必要时行宫腹腔镜检查、性交后精子穿透力实验及免疫检查等。

19.什么是辅助生殖技术？

辅助生殖技术指在体外对配子和胚胎采用显微镜操作技术，帮助不孕夫妇受孕的一组方法，包括人工授精、体外受精–胚胎移植及其衍生技术等。

人工授精是将精子通过非性交方式注入女性生殖道内使其受孕的一种技术。包括使用丈夫精液人工授精和供给者精液人工授精。

体外受精–胚胎移植技术指从妇女卵巢内取出卵子，在体外与精子发生受精并培养3～5日后再将发育到卵裂期或囊胚期阶段的胚胎移植到宫腔内，使其着床发育成胎儿的全过程，俗称为“试管婴儿”。体外受精–胚胎移植技术适用于输卵管性不孕症、原因不明的不孕症、子宫内膜异位症、男性因素不育症、排卵异常、宫颈因素等通过其他常规治疗无法妊娠的不孕症患者。

20.什么是葡萄胎？怎样随访？

葡萄胎是一种良性滋养细胞肿瘤，可发生在任何年龄的生育期妇女。由于妊娠后胎盘绒毛滋养细胞增生、间质水肿变性、形成大小不一的水泡，水泡间借蒂相连成串形如葡萄，称为葡萄胎。葡萄胎分为部分性葡萄胎和完全性葡萄胎（图9）。主要表现有停经后阴道流血、子宫异常增大、妊娠呕吐、妊娠高血压病征象、卵巢黄化素囊肿、腹痛等。

葡萄胎患者有10%～25%恶变可能，因此坚持正规治疗和随访是根治葡萄胎的基础。尤其是随访血HCG的变化，可早期发现恶变倾向，对疾病预后尤为重要。葡萄胎清宫术后必须每周查血HCG 1次，直至连续3次正常，然

后每月1次持续半年；此后每半年1次，共随访2年。随访期间坚持避孕，定时做妇科检查、B超及X线胸片检查，注意

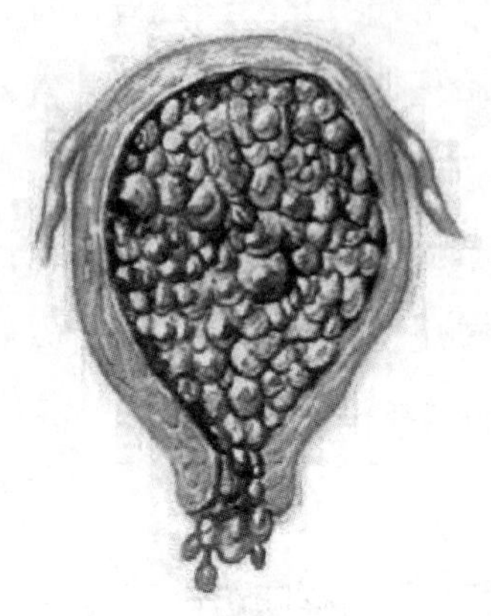

A.完全性葡萄胎

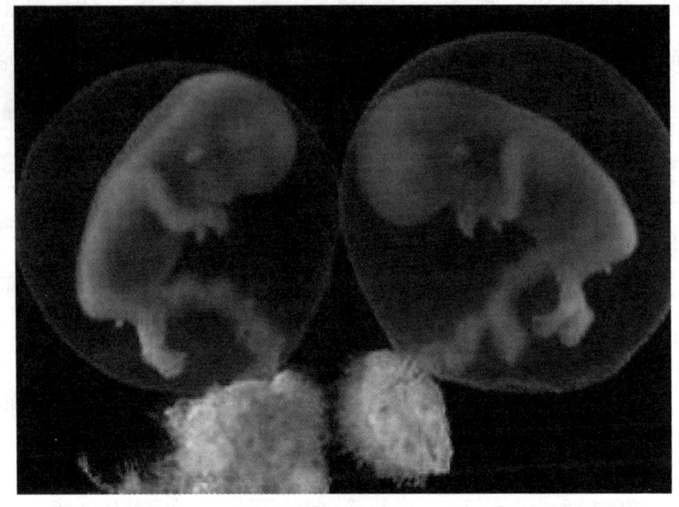

B.不完全性葡萄胎

图9　葡萄胎

观察自身症状，如出现月经不规律，阴道不规则流血、咳嗽、咯血时应及时就诊。随访期间应可靠避孕1年。首选避孕套，也可选择口服避孕药，不选用宫内节育器，以免穿孔或混淆子宫出血的原因。

21.妊娠呕吐需要注意什么?

妊娠呕吐是指孕妇在早孕期间经常出现择食、食欲不振、轻度恶心呕吐、头晕、倦怠等早孕反应。一般于停经40天左右开始，孕12周以内反应消退，对生活、工作影响不大，不需特殊处理。而少数孕妇出现频繁呕吐，不能进食，导致体重下降、腹水、酸碱失衡，以及水、电解质代谢紊乱，严重者危及生命。

当发生频繁呕吐不能进食时，应及时到医院进行治疗。在怀孕期间，孕妇应消除心理顾虑，保持情绪稳定、环境舒适，减少一切可引起呕吐的刺激，主要是气味和视觉范围内能引起不愉快的情景。感觉不适时，做深呼吸及吞咽动作（大口喘气）以抑制呕吐反射。分散注意力，如听音乐、想美好的事情，看婴儿、儿童图片。进食清淡易消化营养丰富的食品，少量多餐。可根据个人喜好选择食物，尽量避免过甜、油腻、油脂过多或煎炸的食物。注意休息，避免劳累，衣服要宽松舒适。呕吐后要及时漱口，注意口腔卫生。若病情不严重，可适当活动，有助于机体恢复。

22.子宫内膜癌是咋回事?

子宫内膜癌是发生于子宫内膜层的一组上皮性恶性肿瘤，以来源于子宫内膜腺体的腺癌最为多见。该病占女性生殖系统恶性肿瘤20%～30%，占女性全身恶性肿瘤7%，是女性生殖系统常见三大恶性肿瘤之一。发病原因尚未明确，其发生可能与缺乏孕激素对抗而长期接受雌激素刺激有关，以及家族有癌症病史、肥胖、高血压、未育、绝经延迟、糖尿病、其他心血管疾病有关。早期患者无明显症状，随病程进展可出现不规则阴道流血，阴道排液增多；晚期可出现下腹胀痛及痉挛性疼痛。根据病情及患者全身情况选择手术、放射或药物治疗，早期以手术治疗为主，按需选择辅助治疗；晚期则采用手术、放射、药物等综合治疗方案。

中年妇女应重视与子宫内膜癌发病有关的高危因素，每年进行一次妇科检查，如有月经异常，及时就医。注意休息，坚持长期有规律的运动，维持正常体重。饮食宜为清淡且高热量、高蛋白、高纤维素的食物，禁食辛辣、油腻、腌制食物等，多吃新鲜水果蔬菜，忌喝酒、吸烟。

子宫内膜癌患者应建立战胜疾病信心，积极配合治疗。在治疗期间保持心情舒畅、情绪平稳，避免焦虑、紧张、易怒等不良情绪。手术后定期复查，按时随访。随访时间：术后2年内每3～6个月1次；术后3～5年每6～12个月1次。随访中注意有无复发病灶，在医生的指导下根据康复情况，再调整随访时间。

23.什么是淋病？如何预防？

淋病是由淋病奈瑟菌（简称淋球菌）引起的以泌尿生殖系统化脓性感染为主要表现的性传播疾病。成人淋病绝大多数是通过性交直接接触传播，多为男性先感染淋球菌后再传播给女性。也可通过接触染菌衣物、毛巾、床单、盆浴等物品及消毒不彻底的检查器械等感染外阴和阴道。孕妇感染后可累及羊膜腔导致胎儿感染，新生儿多在分娩通过软产道接触污染的阴道分泌物感染。急性淋病可出现尿频、尿急、尿痛等急性尿道炎的症状，白带增多呈黄色、脓性，外阴部红肿、有烧灼样痛，继而出现前庭大腺炎、急性宫颈炎的表现。

淋病的预防应从以下几个方面着手：

（1）不用未消毒或消毒不合格的公共浴巾、毛巾，洗澡用淋浴而不用盆浴，不穿他人内裤。

（2）坐式马桶的马桶圈也可能传播淋病，应多加注意。

（3）注意个人卫生，每日清洗外阴1～2次，尤应注意经期、产后或流产后的卫生。

（4）如有白带增多、尿频、排尿痛、尿道口红肿伴下腹痛时，除做妇科检查、尿常规化验、白带的显微镜检查外，还应做白带的淋球菌检查，必要时做培养。

（5）淋病产妇分娩的新生儿，应尽快使用0.5%红霉素眼膏擦眼，以防新生儿感染淋菌性眼炎。应注意新生儿播散性淋病的发生，治疗不及时可致新生儿死亡。

（6）实行一夫一妻制，取缔卖淫、嫖娼，固定性伴侣。女方如有可疑或查出淋病后，男方也应进行检查，必要时同时治疗，治疗期间禁止性交，直到痊愈。急性期应卧床休息，所接触的生活用品应严格进行消毒灭菌，污染的手需经消毒液浸泡消毒，防止交叉感染。

24.什么是尖锐湿疣?

尖锐湿疣是由人乳头瘤病毒感染生殖器官及附近表皮引起的鳞状上皮疣状增生病变的性传播性疾病。临床症状常不明显，部分患者有外阴瘙痒、烧灼痛或性交后疼痛不适。其典型的体征是外阴出现微小散在或成簇状增生的粉色或白色小乳头状疣。

尖锐湿疣以预防为主，要保持清洁卫生，避免混乱的性关系。被污染的衣裤、生活用品要及时消毒。尖锐湿疣具有传染性，可使用避孕套阻断传染途径，同时配偶及性伴侣也应进行治疗。

25.什么是梅毒?

梅毒是由苍白螺旋体引起的全身性的性传播疾病。主要传播途径是性接触直接传播。不同期别的梅毒患者临床表现不同：一期梅毒主要表现为硬下疳；二期梅毒主要表现为梅毒疹；三期梅毒主要表现为永久性皮肤黏膜损害，愈后留有瘢痕。梅毒早期表现为皮肤黏膜损害，晚期能侵犯心血管、神经系统等的重要脏器，可造成劳动力丧失甚至死亡。

患者在治疗期间禁止性生活，性伴侣应同时进行检查及治疗，治疗后接受随访。治疗后至少2年内不妊娠。

26.什么是稽留流产?

稽留流产又称过期流产，是指胚胎或胎儿已死亡，滞留在宫腔内尚未自然排出者。胚胎或胎儿死亡后，子宫不再增大反而缩小，早孕反应消失；若已至妊娠中期，孕妇不感腹部增大，胎动消失。妇科检查子宫小于妊娠周数，宫颈口关闭；听诊不能闻及胎心。

稽留流产处理原则是及时促使胎儿和胎盘排出，以防止胎儿及胎盘组织在宫腔内稽留而发生严重的凝血功能障碍及DIC。导致稽留流产的原因很多，除了胚胎本身原因外，还有子宫环境、内分泌状态及其他因素等。

27.剖宫产瘢痕部位妊娠是咋回事?

剖宫产瘢痕部位妊娠是指有剖宫产史的孕妇，胚胎着床于子宫下段剖宫产切口瘢痕处，是一种特殊部位的异位妊娠，为剖宫产的远期并发症之一。临床表现为既往有子宫下段剖宫产史，此次停经后伴不规则阴道流血，可发生致命的大量出血。经阴道B超是诊断瘢痕妊娠的主要手段，早期诊断可避免子宫大出血及子宫破裂等并发症的发生。一旦确诊必须立即住院治疗，根据具体情况选择治疗方案。

28.什么是复发性流产?

同一性伴侣连续自然流产3次或3次以上称为复发性流

产。早期复发性流产常见原因为胚胎染色体异常、免疫功能异常、黄体功能不全、甲状腺功能低下等；晚期复发性流产常见原因为子宫解剖异常、自身免疫异常、血栓前状态等。

染色体异常夫妇，应于孕前进行遗传咨询，确定是否可以妊娠。夫妇一方或双方有染色体结构异常，仍有可能分娩健康婴儿，但其胎儿有可能遗传异常的染色体，必须在孕中期行产前诊断。有黏膜下肌瘤、子宫纵膈、宫腔粘连、宫颈功能不全、黄体功能不全、甲减者应积极治疗后再怀孕。原因不明的复发性流产妇女，尤其是怀疑同种免疫性流产者，可抽取丈夫外周血行淋巴细胞主动免疫治疗，可取得较好疗效。

29.什么是多囊卵巢综合征?

多囊卵巢综合征（PCOS）是最常见的妇科内分泌疾病之一（图10）。在临床上以雄激素过高的临床或生化表现、持续无排卵、卵巢多囊样改变为特征，常伴有胰岛素抵抗和肥胖。多囊卵巢综合征多起病于青春期，主要临床表现包括月经失调、雄激素过量、肥胖、不孕。

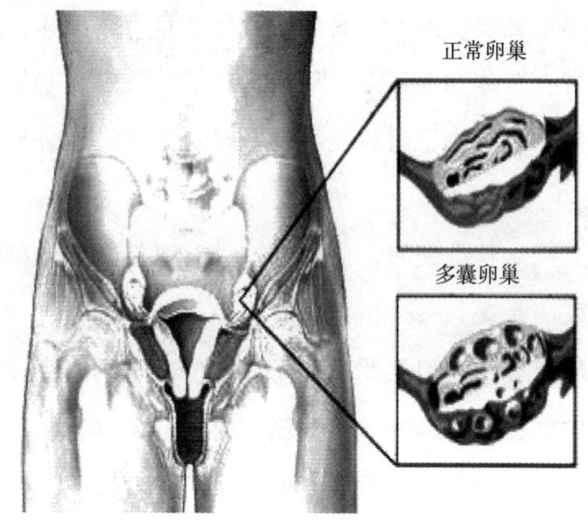

图10　多囊卵巢

30.肥胖型多囊卵巢综合征患者为什么要控制体重?

对肥胖型的多囊卵巢综合征患者，应控制饮食和增加运动以降低体重和缩小腰围，可增加胰岛素敏感性，降低胰岛素、睾酮水平，从而恢复排卵及生育功能。控制体重的方法包括“饮食控制+运动+行为矫正”的综合疗法，这已成为肥胖的PCOS妇女首要的治疗策略。肥胖、无排卵的PCOS患者月经失调、无排卵性不育与肥胖有着重要关系。适当节制饮食，戒烟戒酒，养成良好的饮食习惯；坚持长期有效的体育运动；行为治疗，保持良好的心态以及来自医生、家庭、配偶及肥胖患者之间的支持对于减重很重要。

31.肥胖型多囊卵巢综合征患者生活方式应从哪些方面来进行调整?

减轻体重是PCOS最好的治疗方法，效果优于药物，而且长期坚持可终身受益。那么应从哪些方面进行调整呢?

（1）饮食方面：目的是通过减少食物中的热量、对人体摄入的总热量加以控制，以减轻体重。推荐低热能饮食疗法，即每天摄入热能3344～5016kJ，或每日每千克理想能量摄入在41.8～83.6kJ之间，为临床上较常采用的饮食疗法。一天中碳水化合物的摄入总量低于35g，总脂肪量的摄入不加以限制。推荐食物热量：5000～10000kcal/周（21～42kJ），蛋白质最低摄入40g/d，增加运动量，坚持18～46周，可有效减重，改善月经及提高妊娠率。

（2）运动方面：运动疗法的基本原理是通过运动使脂肪组织中储存的三酰甘油分解，作为能量被肌肉组织所消耗，使人体对热量的收支呈平衡或负平衡效果，从而达到减少脂肪、控制肥胖的作用。适量、规律、长期的有氧运动是肥胖患者减重的最佳选择，可选择快走、慢跑、健身操、游泳、骑自行车和各种跑步机等。有氧运动的强度因人而异，简单有效的强度计算方法是监测运动时心率，即在运动结束后测得10秒的脉搏数后乘以110%，来推算出运动时心率。20～30岁的运动时心率应维持在140次/分左右，40～50岁心率120～135次/分，60岁以上的人心率100～120次/分为有氧运动范围。

（3）心理疏导：在心理医师的指导、家属的帮助和监督下，使患者逐步自觉地改掉易于引起疾病的心理状态和生活习惯，代之以有利于疾病治疗的心理状态和生活习惯。PCOS患者较常人承受着更大的心理压力，肥胖患者因肥胖而愈加的自卑、不愿与人交往、不愿运动以免使自己暴露在大家面前；月经失调、不孕使她们对自己的生育能力感到质疑、自卑、抑郁、焦虑，有人甚至自暴自弃，暴饮暴食，不愿运动。因此心理医生的指导、家属的帮助和监督，对患者逐步自觉地改掉易于引起疾病的心理状态和生活习惯尤为重要。

32.什么是经前期综合征？

经前期综合征是指反复在黄体期出现周期性以情感、行为和躯体障碍为特征的综合征，月经来潮后迅速减轻直至消失。在每次来月经前1～2周会出现头痛、背痛、乳房胀痛、水肿、体重增加、焦虑、易怒、疲乏、注意力不集中、工作学习效率低、记忆力减退；月经来潮后，症状又自然消失。多见于25～45岁妇女。

有经前期综合征的女性应注意心理调节，让精神放松、有助于减轻症状。保证合理的饮食及营养，戒烟，限制钠盐和咖啡的摄入，适当的身体锻炼可协助缓解神经紧张和焦虑。

33.盆腔积液是由什么引起的?

盆腔积液是常见的妇科疾病，在女性群体中是比较普遍的一种现象。盆腔积液指的是盆腔内的炎性渗出物，这些病理性的炎性渗出物往往是跟妇科疾病有关的。

（1）妇科炎症会引起盆腔积液。妇科炎症会产生炎性渗出物，当这些炎性渗出物在盆腔积聚就会产生盆腔积液。除了盆腔炎以外，附件炎、子宫内膜异位症也会引起盆腔积液。

（2）妇科手术后感染也可引起盆腔积液。当女性在进行妇科手术时，例如放环、输卵管造影等，手术过程中的消毒工作做得不严格的话，术后容易引发感染问题。另外，不注意个人卫生或者太早进行性生活，也会引起妇科炎症，从而导致盆腔积液的发生。

（3）产后、流产后感染会引起盆腔积液。女性在生产或者人工流产后，身体虚弱，抵抗力也会下降，此时的宫颈处于扩张状态，容易被细菌侵袭。如果不注意个人卫生，也非常容易发生感染，从而导致妇科炎症和盆腔积液的发生。

34.什么是子宫脱垂?

子宫脱垂是指子宫从正常位置沿阴道下降，宫颈外口达坐骨棘水平以下甚至全部脱出于阴道口以外，常伴有阴道前后壁膨出（图11）。引起子宫脱垂的原因主要有多次分娩使盆底组织受损，长期腹压增加如慢性咳嗽、排便困难、经常超重负荷（举重、蹲位、长期站立），盆底组织发育不良，年老及长期哺乳的妇女体内激素水平下降，盆底组织萎缩退化等，这些因素都可导致子宫脱垂或加重子宫脱垂的程度。

我们怎么来预防呢？首先应积极治疗原发病如便秘、慢性咳嗽等疾病。加强盆底肌肉的锻炼，以增加盆底肌肉群的张力。可行收缩肛门运动：用力收缩肛门，每次连续进行10～15分钟，每日2～3次。有压力性尿失禁者，每次排尿时，有意识地停顿排尿动作数次，并使之形成习惯，对加强提肛肌的张力甚为有益。也可以借助盆底康复治疗仪，进行盆底康复治疗，增加盆底肌肉群的肌力和弹性，可减轻压力性尿失禁症状。

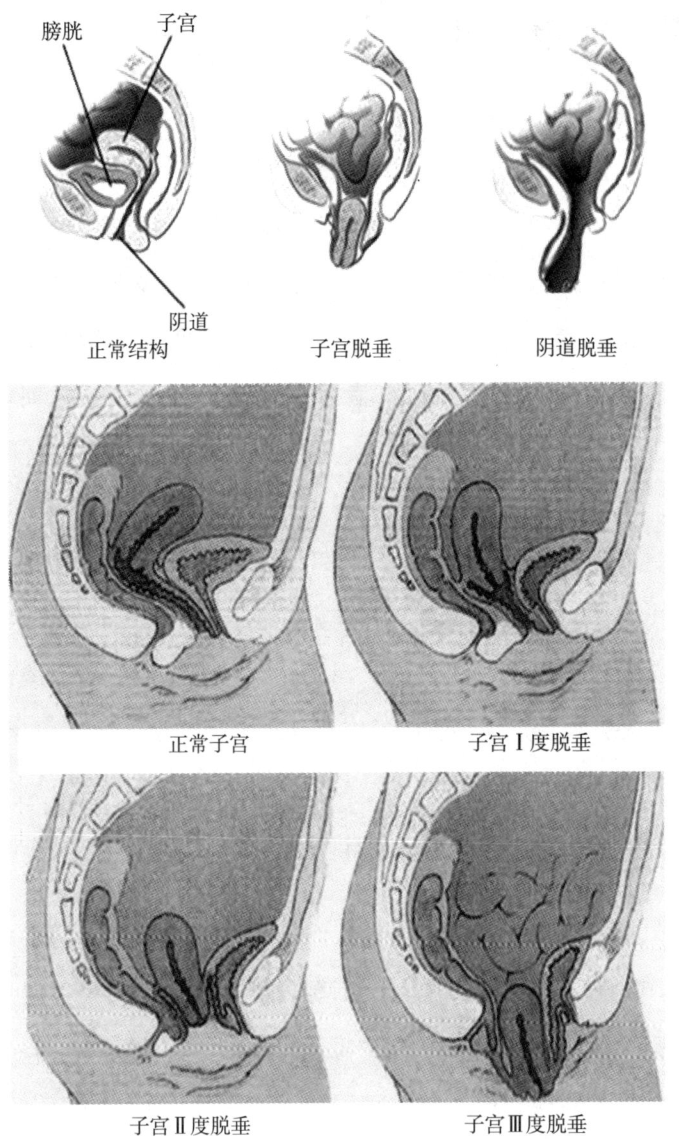

图11　子宫脱垂

35.什么是子宫托?

子宫托是一种支持子宫和阴道壁并使其维持在阴道内而不脱出的工具。此方法是一种古老而有效的保守治疗子宫脱垂的方法。常用的子宫托有喇叭形、环形和球形三种，一般采用喇叭形，适用于各度子宫脱垂及阴道前后壁膨出的患者。重度子宫脱垂伴盆底肌肉明显萎缩以及宫颈、阴道壁有炎症、溃疡者不宜使用，经期和妊娠期停用。

使用子宫托应严格按照子宫托的使用方法放置：使用子宫托前排尽大小便，洗净双手，保持阴道清洁。在每日早上将子宫托放入阴道，睡前取出消毒后备用。避免放置过久压迫生殖道而致糜烂、溃疡甚至坏死造成生殖道瘘。放置子宫托后定期到医院复查。

36.什么是子宫内膜异位症?

具有生长力的子宫内膜组织出现在子宫体以外的部位时，称为子宫内膜异位症，简称内异症。异位内膜可侵犯全身任何部位，最常见的种植部位是盆腔内生殖器及其邻近器官的腹膜，故又称为盆腔子宫内膜异位症。其中以侵犯卵巢、宫骶韧带最常见，其次为子宫及直肠凹陷等部位。子宫内膜异位症的主要临床表现为：持续加重的盆腔粘连、疼痛、不孕。由于内异症是激素依赖性疾病，此病一般发生于育龄期妇女，以25～45岁妇女多见。在自然绝经和人工绝经（包括药物作用、射线照射或手术切除双侧卵巢）后，异位内膜病灶可逐渐萎缩吸收。妊娠或使用性激素抑制卵巢功能，可暂时阻止疾病发展。

37.怎样预防子宫内膜异位症?

内异症的发生由多因素引起，主要注意以下几点以减少其发病：

（1）对患有先天性生殖道畸形例如阴道横隔、宫颈管闭锁或后天性的宫颈粘连等引起经血外流受阻时应及时治疗，以免潴留的经血倒流入腹腔。

（2）避免多次的宫腔手术操作，在经期尽量避免进行盆腔检查。

（3）有高发家族史、容易带环妊娠者，宜选择药物避孕，口服避孕药可抑制排卵、促使子宫内膜萎缩，以降低内异症的发病风险。

（4）由于妊娠可以延缓此病的发生和发展，因此已到婚龄或婚后痛经的妇女及时婚育。

38.哪些疾病可引起阴道流血?

阴道流血是妇科疾病中最常见的症状，可由许多疾病引起。本病除正常的月经出血外，可表现为月经过多、经期过长、不规则出血、接触性出血等，出血多时可出现贫血，严重时并发出血性休克，危及生命，为此对阴道流血必须予以重视。

引起阴道流血的常见原因有：

（1）卵巢内分泌功能失调：可引起异常子宫出血。主要包括无排卵性功能失调性子宫出血和排卵性月经失调两类。另外月经间期卵泡破裂、雌激素水平短暂下降也可致子宫出血。

（2）与妊娠有关的子宫出血：常见的有流产、异位妊娠、葡萄胎、产后胎盘部分残留、胎盘息肉和子宫复旧不良等。

（3）生殖器炎症：如阴道炎、急性子宫颈炎、宫颈息肉和子宫内膜炎等。

（4）生殖器肿瘤：子宫肌瘤是引起阴道流血的常见良性肿瘤；分泌雌激素的卵巢肿瘤也可引起阴道流血，包括阴道癌、子宫颈癌、子宫内膜癌、子宫肉瘤、妊娠滋养细胞肿瘤、输卵管癌等。

（5）损伤、异物和外源性性激素：生殖道创伤如阴道骑跨伤、性交所致处女膜或阴道损伤，放置宫内节育器，幼女阴道内放入异物等均可引起出血。雌激素或孕激素（包括含性激素保健品）药物可引起“突破性出血”。

（6）与全身疾病有关的阴道流血：如血小板减少性紫癜、再生障碍性贫血、白血病、肝功能损害等，均可导致子宫出血。

39.艾滋病对母儿有什么影响?

艾滋病又称获得性免疫缺陷综合征，是由人免疫缺陷病毒（HIV）引起的一种性传播疾病。HIV引起T淋巴细胞损害，导致持续性免疫缺陷，多个器官出现机会性感染及罕见恶性肿瘤，最终导致死亡，是主要致死性传染病之一。

艾滋病的传播途径主要是经性接触传播。其次为血液传播，如吸毒者、接受HIV感染的血液或血制品、接触HIV感染者血液及黏液等。孕妇感染HIV可通过胎盘传染给胎儿，或分娩时经软产道传染。其中母婴传播20%发生在妊娠36周前，50%发生在分娩前几日，30%在产时传染给胎儿。出生后也可经母乳喂养传染新生儿。

宫内感染为HIV垂直传播的主要方式，可经胎盘传染胎儿。无论剖宫产还是经阴道分娩的新生儿，25%～33%会受HIV感染。感染HIV的儿童中有85%为垂直传播。母乳传播风险尚不完全清楚，为降低风险，产后不应哺乳。鉴于HIV感染对胎儿、新生儿的高度危害性，对HIV感染合并妊娠者可建议终止妊娠。

40.什么是妊娠期糖尿病?

妊娠合并糖尿病有两种情况：一种为原有糖尿病的基础上合并妊娠，又称糖尿病合并妊娠；另一种为妊娠前糖代谢正常，妊娠期才出现的糖尿病，称为妊娠期糖尿病。妊娠期糖尿病患者糖代谢多数于产后能恢复正常，但将来患2型糖尿病的机会增加。

41.糖尿病对孕妇有哪些影响?

妊娠合并糖尿病对母儿的影响取决于糖尿病病情及血糖控制水平。孕前及孕期血糖控制不良者，母儿并发症将明显增加。

高血糖可使胚胎发育异常甚至死亡，流产发生率达15%～30%，糖尿病患者宜在血糖控制正常后再考虑妊娠。糖尿病孕妇发生妊娠期高血压疾病的可能性较非糖尿病孕妇高2～4倍。糖尿病孕妇一旦并发高血压，病情较难控制，并发症发生率明显增加。血糖控制不好的孕妇易发生感染，加重糖尿病代谢紊乱，甚至诱发酮症酸中毒等急性并发症。同时也会引起羊水过多、巨大胎儿、难产、产道损伤、产程延长、易发生产后出血。此外，妊娠期高血糖还会导致胎儿畸形。妊娠期糖尿病孕妇再次妊娠时，妊娠期糖尿病复发率高达33%～69%，远期患糖尿病概率增加，17%～63%将发展为2型糖尿病。

因此，妊娠合并糖尿病属高危妊娠，可增加与之有关的围生期疾病的患病率和病死率，必须引起重视。

42.什么是妊娠合并心脏病?

妊娠合并心脏病包括妊娠期已患的心脏病、妊娠后发现或发生的心脏病，是妇女在围生期患有的一种严重的妊娠合并症。患心脏病的孕妇在妊娠期、分娩期及产褥期均可能使心脏负担加重而诱发心力衰竭，是孕妇死亡的重要原因之一。妊娠合并心脏病在我国孕、产妇死因顺位中高居第二位，为非直接产科死亡原因的首位。

43.心脏病患者怀孕后会有什么样的风险?

妊娠期妇女循环血容量于妊娠第6周开始逐渐增加，

32～34周达高峰，至妊娠末期血容量可增加50%，产后2～6周逐渐恢复正常。总循环血量的增加可引起心排出量增加和心率加快。妊娠末期，心排出量较孕前平均增加30%～50%，心率平均每分钟增加约10次。妊娠末期子宫增大，膈肌升高使心脏向上、向左前发生移位，心尖搏动向左移位2.5～3cm，导致心脏大血管轻度扭曲；又由于心率增快和心排血量增加，使心脏负荷进一步加重，易使患心脏病的孕妇发生心力衰竭而危及生命。

44.哪些心脏病患者不宜妊娠?

凡心脏病变较重、心功能Ⅲ～Ⅳ级、既往有心力衰竭史、有肺动脉高压、右向左分流型先天性心脏病、严重心律失常、风湿热活动期、心脏病并发细菌性心内膜炎、急性心肌炎等，妊娠期极易发生心力衰竭，不宜妊娠。年龄在35岁以上，心脏病病程较长者，发生心力衰竭的可能性极大，不宜妊娠。如已妊娠应在早期终止。建议有心脏病育龄妇女怀孕前到医院进行全面评估，确定能否妊娠，如已妊娠者在内科、妇产科医生共同指导下严密监测、产前检查等。

45.什么是宫颈息肉?

宫颈息肉多由于长期慢性炎症的刺激，使子宫颈管黏膜增生形成息肉，形状如水滴，由子宫颈口突出，颜色鲜红，质软而脆，触之易出血（图12）。一个或多个不等，直径一般在1cm以下，蒂细长，根部多附着于子宫颈外口，少数在子宫颈管内。由于炎症存在，除去后常可复发。另外，还有一种来自子宫颈阴道部的息肉，质较硬韧，表面被覆鳞状上皮，外观呈粉色，触之不易出血。

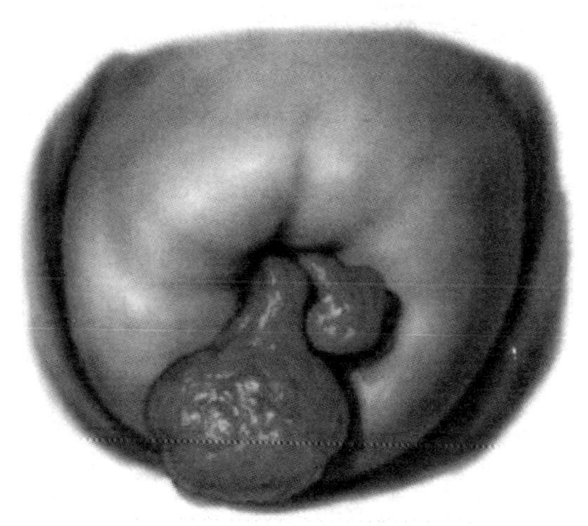

图12　宫颈息肉

46.宫颈息肉对怀孕有影响吗?

宫颈息肉可发生在子宫颈管附近并突向子宫颈口周围，或恰好堵在子宫颈口处，可使子宫颈口狭窄或子宫颈管变形，妨碍精子的正常上行；而且息肉形成时易有不规则阴道出血或性交后出血，这些改变都可影响受孕。宫颈息肉以黏膜上皮增生形成的黏膜息肉较为多见，这种息肉一经发现应及时到医院进行手术切除，送病检，确定宫颈病变性质。

47.什么是支原体感染?

感染人类的支原体有十余种，以女性生殖道分离出人型支原体及解脲支原体最常见。近年发现肺炎支原体、生殖道支原体等也可引起母儿感染。支原体感染为机会性感染，常与其他病原体共同引起生殖泌尿道感染。支原体存在于阴道、尿道口周围、宫颈外口及尿液中，主要通过性接触传播。孕妇感染后，可经胎盘垂直传播，或经生殖道上行扩散引起宫内感染。可经胎盘和产道感染胎儿，导致流产、早产等，甚至死胎。

48.什么是沙眼衣原体感染?

沙眼衣原体感染是常见的性传播疾病之一。沙眼衣原体主要通过性接触传播。孕妇感染沙眼衣原体后多无症状或症状轻微，以子宫颈管炎、尿路炎和巴氏腺感染多见，以及发生宫内感染，通过产道感染新生儿，引起新生儿眼炎和肺炎。新生儿可用0.5%红霉素眼膏或1%四环素眼膏滴眼，对沙眼衣原体感染有一定预防作用。

49.外阴白斑是怎么回事?

外阴白斑是由于鳞状上皮增生、外阴硬化性苔藓以及其他皮肤病引起外阴皮肤和黏膜的色素减退而出现外阴的白色病变，也称外阴上皮非瘤样病变。以外阴瘙痒、外阴及肛周皮肤萎缩变薄、色素减退呈白色为主要特征，多见于50岁左右的妇女。其发病原因尚不明确，可能与外阴局部潮湿、阴道排出或外来刺激物刺激出现外阴瘙痒而反复搔抓、自身免疫性疾病、性激素缺乏等因素有关。

外阴白斑的患者应保持外阴部皮肤清洁、干燥。忌食易致过敏食物、辛辣食物和少饮酒。不宜用刺激性肥皂、清洁剂或药物擦洗外阴。忌穿不透气的化纤内裤。严重瘙痒者可在医师的指导下局部用药治疗。物理治疗对缓解症状、改善病变也有一定效果。现在可用射频消融治疗外阴白斑，恢复快、创伤小，在门诊很快即可完成。

50.病毒性肝炎患者怀孕后会有什么样的风险?

妊娠合并病毒性肝炎对孕妇及胎儿都有较大的危害。在怀孕早期可加重妊娠反应，并且增加妊娠期并发症的发生率。分娩时因肝功能受损导致凝血因子合成功能减退，易发生产后出血，甚至并发DIC，威胁母婴生命。病毒性肝炎可通过垂直传播直接感染胎儿。妊娠早期合并急性肝炎易发生流产；妊娠晚期合并肝炎易出现胎儿窘迫、早产、死胎。新生儿死亡率增高。

肝炎患者不适宜妊娠，若妊娠早期合并重症病毒性肝炎建议治疗肝炎后终止妊娠。

51.什么是外阴、阴道创伤?

由于跌倒、碰撞、骑自行车、骑跨栏杆，外阴骤然处于有棱角的硬物上，可伤及阴道、尿道、膀胱或直肠，可引起大量阴道流血，导致失血性贫血甚至危及生命。常见症状有疼痛、局部肿胀、阴道流血。伤及膀胱、尿道者有尿液自阴道流出；伤及直肠，可见粪便从阴道排出。

如发生外阴血肿，血肿<5cm应立刻进行冷敷、加压包扎止血；采取避免血肿受压的体位；保持外阴的清洁、干燥。24小时内冷敷，可降低局部血液流速及局部神经的敏感性，减轻疼痛及不适感；24小时后热敷或行外阴部烤灯，以促进水肿或血肿的吸收。外阴、阴道创伤较重应立即手术治疗。

52.什么是TORCH感染?

TORCH感染是指感染了一组病原体:T即弓形虫，O指其他，主要是指梅毒螺旋体、乙型肝炎病毒、HIV病毒等;R即风疹病毒，C即巨细胞病毒，H即单纯疱疹病毒。感染此类特殊病原体是导致新生儿先天畸形或出生缺陷的重要原因之一。孕妇感染TORCH后无症状或症状轻微，但可垂直传播给胎儿，引起宫内感染，导致流产、死胎、早产和先天畸形等。胎儿即使幸存，也可遗留中枢神经系统等损害。若家中养过猫、狗等宠物，在近期吃过生的食物，接触过风疹患者或皮肤出现过红斑、皮疹，或曾有输血、器官移植经历等，可在咨询医生后进行此项检查。建议在怀孕前3个月做该项检查。

53.怎样预防TORCH感染?

对易感人群应早期检查，早期诊断，及时治疗。妊娠期应吃熟食、削皮或洗净蔬菜和水果、避免与宠物接触。对风疹病毒抗体阴性育龄妇女应接种风疹疫苗，妊娠前1个月和妊娠期禁止接种。妊娠早期确诊为原发感染或发现有宫内感染时，可能对胎儿和新生儿造成影响，应决定胎儿的取舍。若在妊娠中晚期发生感染或再感染者，可在严密监测下继续妊娠。

54.什么是异位妊娠?

正常妊娠时，受精卵着床于子宫体内膜。受精卵在子宫体腔外着床发育时，医学上称之为异位妊娠，俗称“宫外孕”（图13）。异位妊娠是妇科常见的急腹症，也是引起孕产妇死亡的原因之一。常见原因有慢性输卵管炎、输卵管手术史、输卵管发育不良或功能异常、应用辅助生育技术及宫内节育器避孕失败，这些女性发生异位妊娠的概率会大一些。异位妊娠的主要症状为停经、腹痛（伴肛门坠胀感）和不规则阴道出血。当输卵管妊娠流产和破裂时可引起腹腔内出血出现晕厥和休克，如不及时诊治可危及生命。异位妊娠分为输卵管妊娠、卵巢妊娠、腹腔妊娠、宫颈妊娠等。近年随着剖宫产率的上升，剖宫产瘢痕妊娠明显增多、风险大，需尽早就医。

当确诊为异位妊娠时，应积极配合治疗，根据具体病

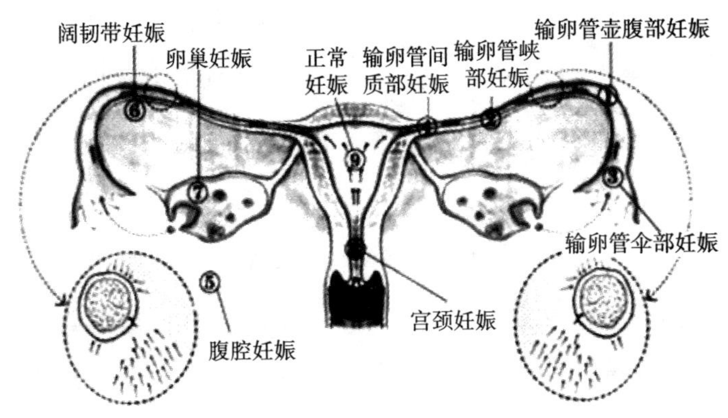

图13　异位妊娠

情选择保守治疗或手术治疗方案。由于输卵管妊娠者中有10%的再发生率和50%～60%的不孕率，因此再次妊娠时要及时就医，并且不宜轻易终止妊娠。

55.化疗患者需要注意哪些?

化疗是恶性肿瘤的主要治疗方法之一。在进行化疗的过程中需要注意哪些问题呢?

化疗前需要保持良好的心理状态，要正视现实，树立

战胜疾病的信心。有烟酒嗜好的患者，应把烟酒戒掉，因为烟酒能加重病情，不利于健康。化疗前晚要保证休息，如入睡困难可睡前用温水泡脚、饮热牛奶，可避免或减轻恶心、呕吐等胃肠道反应。

化疗期间，宜多饮水，尤其大剂量化疗的患者，每天饮水量应在2500ml以上，以加快体内药物及代谢产物的排除，减轻对肾脏的损害。化疗期间宜进食清淡、易消化的食物，多吃高蛋白、高维生素的食物，如瘦肉、蛋、奶、鱼，多吃新鲜水果及蔬菜等，以增强机体的抵抗力。注射药物的局部，若有疼痛、红肿、沿血管走行出现皮疹等异常反应，保持局部皮肤清洁，禁用热水局部热敷。

化疗后可出现消化道反应，如恶心、呕吐、食欲下降，这是最常见的化疗副作用。在饮食上可选择比较清淡、易消化的食物；呕吐后，应立即给予温水漱口，取舒适的体位；呕吐严重时，可在一定的时间内暂禁食，以减轻胃的负担。化疗结束后，症状会逐渐消失。某些化疗药物，如紫杉醇对口腔黏膜有较强的刺激，化疗后会出现口腔干燥、溃疡，应保持口腔清洁，饭前、饭后反复漱口，早、晚用柔软的牙刷刷牙。脱发的患者不要太紧张，因为停药后头发还会再生长。化疗还可引起骨髓抑制，白细胞、血小板下降，机体免疫力下降。应注意保暖，预防感冒，减少户外活动及家属探视次数，以减少感染的机会，并定期复查肝、肾、心脏功能情况。

56.什么是下肢深静脉血栓?

下肢深静脉血栓是由于各种原因（年龄在40岁以上、经历较大手术、肥胖、吸烟、静脉曲张、有血栓性静脉炎或肺动脉血栓史等）导致下肢深静脉血栓形成，静脉管腔阻塞，血液回流受阻引起的下肢突然肿胀、疼痛、沉重或小腿饱满紧硬，浅表静脉曲张，局部温度升高的表现。

下肢深静脉血栓是手术后常见并发症之一。由于大手术后长期卧床、活动减少，引起下肢血流缓慢；部分患者血液高凝状态，如既往有深静脉血栓或肺栓塞、年龄大于40岁、充血性心衰、肥胖、肿瘤、口服避孕药、妊娠、静脉瓣膜返流和静脉曲张都可导致血液高凝状态，引起血栓形成。因手术、外伤、反复穿刺置管或输注高渗性液体、刺激性药物等致血管壁和血管内膜损伤等原因，易导致下肢静脉血栓形成。当血栓脱落，血栓随着血液的流动而游走，可致肺栓塞，威胁生命。

57.怎样预防术后下肢深静脉血栓？

盆腔或下肢的手术、长时间制动、长期卧床者易发生深静脉血栓。长期卧床可引起血流缓慢，血液黏稠度升高而发生血栓。预防措施如下：

在手术后，患者早期下床活动。因大手术后、极度虚弱等原因需要长期卧床或子宫动脉栓塞术后需要制动的患者，应加强床上活动：如床上翻身、下肢屈伸运动、抬高下肢，以及气压辅助治疗等，有利于促进下肢静脉血液回流。对血液处于高凝状态的患者，应在医生的指导下，预防性地应用抗凝药物。

在饮食上应进食低脂、高纤维素类食物，保持大便通畅，以减少因用力排便导致腹压增高而影响下肢静脉回流。吸烟的患者宜戒烟，以免尼古丁刺激引起静脉收缩，影响静脉回流。

如果已经确诊为深静脉血栓，急性期患者应绝对卧床休息。注意保暖，床上活动时避免动作过大。禁止按摩患肢，防止血栓脱落，造成肺动脉栓塞。恢复期患者应逐渐增加行走距离和下肢肌肉活动，以促进下肢深静脉再通和侧支循环的建立。

58.腹腔镜术后出现肩腹疼痛怎么办?

腹腔镜手术中由于牵拉膈肌造成肌纤维断裂，肩部受压，气腹后残余的CO_2刺激膈神经以及残存血液刺激腹膜，产生炎性反应可出现术后肩腹疼痛。若出现肩痛和上腹部不适等症状，可在术后6小时将床尾垫高15°～30°采取头低脚高位，减轻术后疼痛发生；术后第一天开始采取膝胸卧位，每日2次。指导患者进行缩唇呼吸运动，降低呼吸频率，锻炼呼吸肌功能，减轻术后疼痛。也可同时进行康复锻炼。

（1）缩唇呼吸运动的方法：患者取端坐位，双手扶膝，舌尖放在下颌牙齿内底部，舌体略弓起靠近上颌硬腭、软腭交界处，以增加呼气气流的阻力，口唇缩成“吹口哨”状。

吸气时让气体从鼻孔进入，这样吸入肺部的空气经鼻腔黏膜的吸附、过滤、湿润、加温可以减少对咽喉、气道的刺激，并有防止感染的作用。每次吸气后不要忙于呼出，宜稍屏气片刻再行缩唇呼气，呼气时缩拢口唇呈吹哨样，通过缩窄的口形徐徐将肺内气体轻轻吹出，每次呼气持续4～6秒，然后用鼻子轻轻吸气。要求呼气时间要长一些，尽量多呼出气体，吸气和呼气时间比为1∶2。按照以上方法每天练习3～4次，每次15～30分钟，吸气时默数1、

2，呼气时默数1、2、3、4，就能逐渐延长呼气时间，降低呼吸频率，锻炼呼吸肌功能，减轻术后疼痛。

缩唇口形大小和呼流量以能使距离口唇15～20cm处蜡烛火焰随气倾斜，但不熄灭为适度。

（2）康复训练方法：术后6小时可在床上深呼吸4次，左右翻身各4次；屈膝4次，左右手交叉捏肩部肌群4次；手指并拢放在肩上向前向后转动肩关节左右各20次；扩胸运动4次，双手举高向上、向下4次；按摩膈肌下缘及腹部4次（避开切口），10～15分钟/次。口诀：深呼吸，左右翻；屈膝捏肩轻动臂；扩扩胸，举高手；按摩膈下及腹部。

59.什么是盆腔炎性疾病？怎样预防盆腔炎？

盆腔炎性疾病是指女性上生殖道的一组感染性疾病，包括子宫内膜炎、输卵管炎、输卵管卵巢脓肿、盆腔腹膜炎，是妇女常见病之一。

盆腔炎的病原菌可来自阴道的菌群和外源性病原体，多为混合感染。

盆腔炎可分为急性、亚急性及慢性三类。急性、亚急性盆腔炎皆有发冷感、发热感、体温升高、腹痛及腹膜刺激症状。慢性盆腔炎可继发不孕，月经不规律，下腹疼痛、下坠感等症状。

盆腔炎应及时治疗。做好经期、孕期及产褥期的卫生保健。因此时子宫颈口较松，阴道内常有少量积血，如不注意外阴卫生，易引起上行感染。经期应适当注意保暖，过冷特别是接触冷水容易引起卵巢功能紊乱而导致月经失调，易引起慢性盆腔感染。多吃高蛋白、高维生素的食物，如奶、蛋、瘦肉、水果、蔬菜等，少吃辛辣、冰凉、刺激的食物。

60.卵巢黄体破裂是咋回事?

黄体破裂是妇科常见的急腹症之一，多发于生育年龄的女性。那么什么是黄体呢？女性卵巢排卵后，在黄体生成素作用下，卵巢细胞进一步分裂，细胞质会有黄色素颗粒和脂滴，肉眼看上去呈黄色，称为黄体。在血管黄体化期间，功能不全易发生黄体内毛细血管出血，从而导致黄体破裂。或者受到外力作用时导致腹腔内压力突然升高，可促使成熟的黄体发生破裂。黄体破裂对人的危害因人而异，临床症状及表现也有很大差别。有的可能仅有突然的但很轻微的一侧下腹疼痛，破裂黄体内的毛细血管自行愈合，流出的少量血液也自行吸收。有的则可能在月经周期的后半周期突然发生剧烈难忍的腹痛，为继发黄体内的血管破裂，血液流向腹腔，形成腹腔内出血，造成持续性腹痛；严重者可因此导致出血性休克，表现为大汗淋漓、头昏头痛、血压下降、四肢冰冷等，如治疗不及时可危及生命。如腹腔内出血少可行保守治疗，如腹腔内出血多需手术治疗。

06

第六部分

女性保健

1.为什么儿童期要进行性教育?

性健康关系到人的一生，不同年龄、不同生活状况的人群均应接受有针对性的性健康教育。性唤起能力在出生时即已存在，所以性健康教育应从0岁开始。儿童期性教育的重点是指导孩子树立正确的性态度，帮助孩子培养正确的性别自认和性别角色意识。男女在生物学上的差别称为“性”，在心理学上的差别称为“性别”，在社会学上的差别称为“性别角色”。一个人把自己看成男性或女性就是“性别自认”。儿童的性别自认是在生物学基础上通过后天学习得来的，因此必须对孩子进行性别自认教育，正确引导孩子从幼年起保持其性别角色、性别与性保持一致。

2.如何对青春期少女进行性教育?

青春期少女，性健康教育的意义特别重大。正确认识月经初潮、性欲及性冲动，明白自慰是常见和正常的现象，树立正确的爱情观、贞操观和生育观。明白爱情是男女之间发自内心的相互爱慕并渴望对方成为终身伴侣的感情。性的吸引是爱情产生的自然前提。但爱情和性欲又有质的区别，爱情是人的一种社会感情，单纯的性欲只是动物的本能。

对青春期少男少女进行传统美德教育，包括：羞耻感、义务感、责任感、良心感、公德感及贞洁感。道德约束下的性与爱，追求人类高层次需求的性与爱，才会是一首优美的诗，一幅迷人的画，一首醉人的歌，一杯甘美的琼浆，是人生旅途上的一段美好时光。

帮助青少年从认识和适应青春期身心的急剧变化，能够正确、理智地对待性问题，使其性行为方式符合社会发展和社会行为规范，做一个高尚情操的人。

3.怎样对青春期少女进行保健指导?

青春期保健应重视健康和行为方面的问题。教会青少年进行自我保健：了解自己生理、心理上的特点，懂得自爱，学会保护自己，培养良好的个人生活习惯，合理安排生活和学习，坚持适当的运动和正常的娱乐，注意劳逸结合。

饮食上应注意营养成分的搭配，提供足够的热量，定时定量，三餐有度。注意运动负荷量，不宜过量。注意经期卫生，经期避免剧烈跑跳动作。正确保护皮肤，防止痤疮，保护大脑，开发智力，远离烟酒。另外还要定期体检，注意对青春期少女进行性教育，指导其了解基本的生理、心理卫生知识，正确对待和处理性发育过程中的各种问题，以降低非意愿妊娠率，预防性传播疾病。

4.婚前保健的重要性有哪些?

婚前卫生咨询能帮助服务对象改变不利于健康的行为，对促进健康、保障健康生育起到积极的保护作用。准夫妻了解婚前卫生知识，掌握性保健、生育保健和新婚避孕知识，有利于个人生殖健康。

结婚前男女双方都应进行婚前医学检查，通过医学检查手段可发现有影响结婚和生育的疾病，给予及时治疗，并提出有利于健康及出生子代素质的医学意见。

为避免可能影响母婴健康、引起遗传性疾病患儿出生，有以下三类问题的“准夫妻”因在结婚登记前到医院进行咨询：患有生殖器官功能障碍或发育畸形、精神病发病期间、指定传染病传染期期间、重要脏器疾病伴功能不全的准夫妻，应“暂缓结婚”；双方为直系血亲或三代以内旁系血亲的准夫妻“不宜结婚”；有严重遗传疾病患者“不宜生育”。总之，婚前保健能保障个人和家庭幸福，减少遗传病蔓延，为优生优育打下良好基础，也为计划生育提供保证。

5.怎样做好孕前保健?

怀孕应选择最佳的受孕时机，女性<18岁或>35岁时妊娠易造成难产及其他产科并发症，以及胎儿染色体病的发生。孕前应仔细评估既往慢性疾病史、家族和遗传病史，积极治疗对妊娠有影响的疾病，如病毒性肝炎、心脏病等。备孕期间良好的心态和社会环境也很重要，生活中发生不良事件与妊娠期高血压疾病、产后抑郁症等的发生都有关系。备孕期间男女双方应戒烟酒、避免接触有毒物质和放射线，使用长效避孕药物避孕者需改为工具避孕半年后再受孕。孕前3个月补充叶酸或含叶酸的多种维生素可明显降低胎儿神经管畸形等的风险。若前次有不良孕产史者，此次受孕应向医师咨询，做好孕前准备，以减少高危妊娠和高危儿的发生。

6.孕前需要做哪些检查?

怀孕之前，需做全面的身体检查，包括内科和妇科检查，主要有血常规、尿常规、血糖、甲状腺功能、心电图、腹部B超以及血压、心肺听诊等。若确诊有贫血，需及时纠正。肝、肾功能异常，高血压以及严重的心律失常等，还有感染滴虫、支原体、衣原体，患淋病、梅毒、阴道炎症等传播性疾病，都会增加怀孕的风险，所以需治疗后再怀孕，否则会引起流产、早产等危险。另外，对有遗传病家族史的育龄夫妇，还需检查是否有遗传性疾病。

通过孕前检查可以排除一些疾病，若患有遗传性疾病、代谢性疾病、性病、妇科疾病、内科并发症、高血压、心脏病、肾脏病等，都建议暂不要怀孕。另外通过孕前检查可发现有无病毒感染。感染病毒会导致胎儿宫内感染，所以孕前检查很有必要。

7.妊娠早期如何保健?

妊娠早期是胚胎、胎儿分化发育阶段，易受外界因素及孕妇疾病的影响，导致胎儿畸形或发生流产，应注意防病、防致畸。避免接触有害化学制剂和放射线，避免密切接触宠物，避免病毒感染。患病时遵医嘱服药，避免使用可能影响胎儿正常发育的药物。了解预防流产相关知识，注意营养，保证充足睡眠，适当活动，避免高强度工作、高噪音环境和家庭暴力，避免精神受刺激，保持心理健康，解除精神压力。改变不良的生活习惯（如吸烟、酗酒、吸毒等）及生活方式，并定期进行产前检查。

8.女性月经期应注意些什么?

月经属正常的生理现象，但由于经期阴道流血不断，身体气血相对虚弱，抵抗力较差，如不注意经期调护，便会引起月经病或其他妇科疾病。

(1) 在经期要注意保持外阴清洁：每晚用温开水擦洗外阴，不宜洗盆浴或坐浴，应以淋浴为好；内裤要勤洗勤换，以减轻血垢对外阴及大腿内侧的刺激。

(2) 经期要保持情绪稳定，心情舒畅，避免不良刺激，劳逸结合：经期仍可照常工作、学习，从事一般的体力劳动，可以促进盆腔的血液循环，从而减轻腰背酸痛及下腹不适，但应避免重体力劳动与剧烈运动，因过劳可使盆腔过度充血，引起月经过多、经期延长及腹痛腰酸等；保证充足睡眠，以保持充沛精力。

(3) 饮食有节：月经期因经血的流失，更需充足的营养；饮食宜清淡温和，易于消化，不可过食生冷，因寒使血凝，容易引起痛经，以及月经过多或突然中断。不可过食辛辣香燥伤津食物，减少子宫出血。要多喝开水，多吃水果、蔬菜，保持大便通畅。

(4) 注意保暖，防止高温日晒，风寒雨淋，或涉水、游泳、或用冷水洗头洗脚，或久坐冷地等。

(5) 月经期应避免房事，因为子宫内膜剥脱出血，宫腔内有鲜血创面，宫口亦微微张开，阴道酸度降低，防御病菌的能力大减，如此时行房，将细菌带入，容易导致生殖器官发炎。

9.痛经的女性该如何保健?

痛经是妇科最常见的症状之一，是指行经前后或月经期出现下腹疼痛、坠胀，腰酸或合并头痛、乏力、头晕、恶心等其他不适，严重者可影响生活和工作质量。主要原因有：内分泌因素、神经因素、精神因素、遗传因素、免疫因素。痛经分为原发性痛经和继发性痛经两类。原发性痛经是指生殖器官无器质性病变的痛经，占痛经的90%以上。继发性痛经指由盆腔器质性疾病引起的痛经。诊断原发性痛经需与子宫内膜异位症、子宫腺肌病、盆腔炎相鉴别。靠妇科医生才能确诊。

经期注意保暖，预防感冒，保持愉悦的心情，消除紧张的情绪。注意合理休息和充足睡眠，加强营养。痛经时可局部热敷腹部，进食热的饮料如热汤或热茶，少食生冷刺激的食物。疼痛不能忍受的女性应在医生的指导下服用止痛剂或避孕药。经期要注意个人卫生，保持外阴清洁，经期禁止同房。

10.经期腹泻如何保健?

为什么有的女性一来月经就会拉肚子？来月经拉肚子了该怎么办？

来月经时，女性体内会分泌出大量的前列腺素，这种激素有助于子宫在月经期间收缩止血。而子宫在收缩的同时，会影响人体肠道，导致肠道产生蠕动反应，有想要大便的感觉。经期拉肚子一般属于正常现象，不必过于惊慌，只要注意清淡饮食、多喝水、多休息，就可以很快摆脱这种现象。在经期期间不宜熬夜，保证充足的睡眠尤为重要，因为经期睡眠质量会直接影响生理期顺畅与否。如果睡不好，会导致情绪变糟、身体脏器功能下降、抗病能力变弱。因此，女性在月经期应注意早睡，不宜熬夜。经期宜多摄入补气补血食物。气血是保证人体正常功能的基本物质，女性在月经周期会耗费大量的气血，若不及时补充，就容易引起气血亏虚，进而无法滋养身体，影响人体功能。月经期前后，不妨多吃点红枣、桂圆、当归、红糖等具有补气补血功效的食物。女性月经期间最重要的事情就是保暖，不宜受凉，不可吃冷饮，否则容易刺激肠胃，引起腹泻、腹痛等症状，还会导致血液淤积，加重痛经现象。月经期间可用热水泡泡脚。人体脚部有许多穴位，泡脚可以起到促进血液循环、御寒保暖、缓解痛经和腹泻的功效。如腹泻严重一定要到医院就诊，排除其他原因引起的腹泻。

11.“基础体温”有何指导意义？

基础体温（简称BTT）指经较长时间（6～8小时）睡眠，醒后尚未进行任何活动时所测得的体温。它可以反映静息状态下的能量代谢水平。在正常情况下，生育年龄妇女的基础体温，于排卵后因孕激素能刺激体温中枢，会略有上升，高于卵泡期0.3～0.5℃，至月经前1～2天或月经第一天下降。因此，正常月经周期每天基础体温的连线呈双相曲线；而无排卵性月经周期缺乏孕激素作用，基础体温无规律性周期性变化，故呈单相曲线。

基础体温测定是不孕症诊断中辅助检查有无排卵和观察黄体功能的一种简单方法。测量“基础体温”主要了解卵巢有无排卵及黄体功能状况，对闭经、功能失调性子宫出血、不孕症等原因的诊断和治疗效果的反映，有一定的临床指导意义。但双相体温曲线只能表现成熟卵泡已黄体化，并不能一概认为绝对发生排卵；排卵时间也只能说在双相体温转变期前的2～3天内，而不能断定在哪一天。单相型体温一般为无排卵及无黄体形成。一般认为，高温相少于11天者可诊断为黄体期缩短，双相温度差少于0.3℃或曲线缓慢升高或下降及曲线不典型则提示黄体功能不全。

测量方法:每日清晨醒后，在未讲话、未起床活动时，即由患者自用体温计测量口腔或腋下体温5分钟（体温计应放在床边或枕下，以便伸手就能取到，避免过度活动）。起床后将所测温度记录于基础体温单上，逐日进行，最后连成曲线。应将生活中有关情况如性生活、失眠、月经期、其他症状及所用治疗随时记录在单上，以便参考。一般需连续测量3个月经周期以上。此法简单实用，但要求严格（测温时间及有关记录），否则不能准确了解卵巢功能情况。

12.怎样正确认识“性卫生”？

性生活是人类心理及生理的正常需要和表现，需要保持良好的性生活习惯，维持健康。在每次性生活之前应清洁外阴，预防泌尿生殖系统感染性疾病，合理安排性生活时间、频率和时机。女性应注意月经期、妊娠期、哺乳期和绝经期的性生活卫生，经期最好不要同房。有心、肺、肝、肾等重要脏器功能不全或有高血压、动脉硬化等严重疾病者应在医师的指导下过性生活。

性传播疾病对男女双方的生殖及健康都有着不可估量的影响，因此要杜绝滥性交易、正确使用避孕套预防性传播疾病。若夫妇双方中一方患性传播疾病，应夫妇双方共同治疗。患病期间推荐使用避孕套，以预防夫妇间再感染。

性健康关系到人的一生，因此不同年龄、不同生活状况的人群应接受有针对性的性健康教育。

13.成年人性道德的八大原则是什么？

成年女性应了解和谐的夫妻生活是建立幸福生活一大关键，夫妻双方应遵守合乎性道德的行为八大原则：

（1）双方自愿原则：即双方自愿，自愿是以不违反社会公德为前提的。

（2）无伤原则：不伤自己，不伤对方，不伤后代，不会伤害社会的安定发展。另外也要讲究性卫生，使性交行为不会损害自己或对方的身心健康。

（3）爱的原则：性是躯体感受与心理感受的有机融合。在人类社会中区别于动物性的活动，就在于人类具有超乎于动物界的思想与情感，因之在性活动中具有对异性的，尤其对特定的“某一个”异性的爱情，就成为人类性道德的重要原则。

（4）婚姻缔约原则：两人之间产生爱情，即使这爱情是自愿与无伤害的，但也必须经过法律的程序予以认可，才符合法律规范和道德原则。

(5) 科学计划生育原则。

(6) 性禁忌原则：某些遗传病及家庭伦理道德都有性禁忌要求。

(7) 平等原则：人与人之间是平等的，男女平等是现代社会的基本道德要求。在古代社会，男女不平等的体现包括在男女性关系方面也是不平等的。性关系的平等原则既是现代社会道德的要求，也是法律规范的要求。

(8) 私密原则：自从人类从野蛮状态开化以来，特别是进入文明时代，人类就对自己的性器官和性行为有了私密的要求。私密原则很早就成为人类性行为的道德原则。违背私密原则不仅会有损人格，还会破坏社会的公序良俗。

14.女性盆底肌肉功能障碍会有什么样的影响?

女性的盆底主要由肌肉和筋膜组成，它像吊床一样，在会阴肛门处托起膀胱、子宫、直肠等盆腔器官，维持我们的性生活、排尿、排便等多项生理功能。正常人在妊娠、分娩的过程中，不可避免地对盆底肌肉造成不同程度的损伤，导致盆底肌肉功能障碍。轻者表现为阴道松弛、性生活不满意或小腹坠胀、尿频、便秘等轻度不适；重者出现尿失禁、子宫脱垂、膀胱脱垂、直肠脱垂等疾病，造成难以言状的痛苦，影响生活质量，甚至造成家庭不和谐。肥胖、慢性咳嗽、便秘、雌激素下降、泌尿生殖感染等也是其高危因素。

15.什么是压力性尿失禁?

压力性尿失禁是指腹压突然增加导致的尿液不自主流出，但不是由逼尿肌收缩压或膀胱壁对尿液的张力压所引起。其特点是正常状态下无遗尿，而腹压突然增高时，如大笑、咳嗽、下蹲时小便不自主流出。压力性尿失禁在成年女性的发生率为18.9%，且90%以上是因为盆底组织松弛，即阴道分娩损伤、绝经后雌激素水平降低等因素所致。10%的压力性尿失禁是先天尿道括约肌发育异常导致的。

轻、中度压力性尿失禁治疗可通过盆底肌肉锻炼、盆底电刺激、膀胱训练及阴道局部雌激素治疗等改善症状。产后进行盆底康复训练对产后尿失禁的妇女有所帮助。

16.盆底肌锻炼有哪些方法?

盆底肌，它支撑子宫、膀胱、直肠、小肠，也被称为“凯格尔肌”，是掌控我们排便和“性福”的一组关键肌群。盆底肌肉群松弛会造成轻中度压力性尿失禁，尿频、尿急、大便失禁以及性生活不满意，长期不能获得高潮和快感，影响女性的生活质量。盆底肌功能可通过特定的运动进行锻炼，帮助抵御盆底肌松弛问题，而且还可以改善女性的性生活。

盆底肌训练如何去做（图14）：

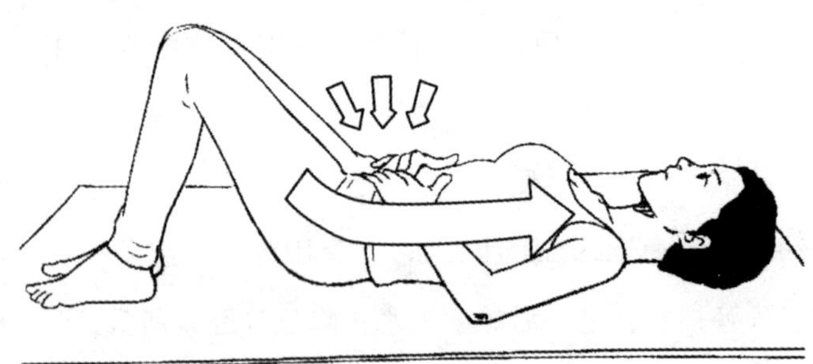

第一步　缩紧肛门

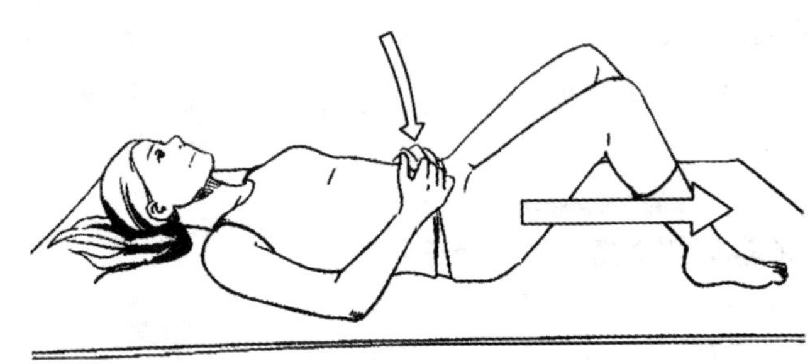

第二步　放松

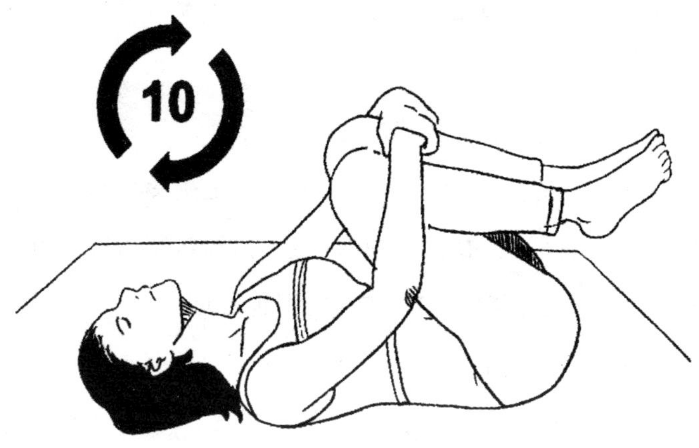

第三步　重复十次

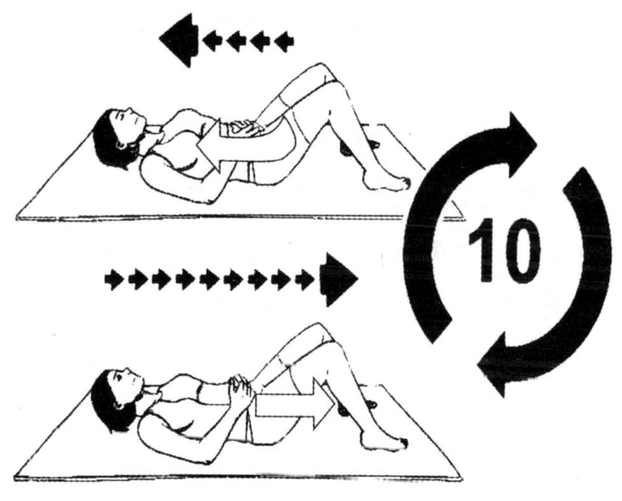

第四步　盆底肌牵引运动

图14　盆底肌康复训练指导图

简单地说，就是4个步骤：一寻，二缩，三替，四坚持。

第一步，寻。找到正确的盆底肌：

方法一：先试着收缩阴道（男性则是阴囊根部和肛门之间）和直肠周围的肌肉，并且努力抬升这些肌肉。就是像你想同时憋住不撒尿和不放屁的那种感觉。

方法二：如果你觉得有困难、找不到，有一个更简单的方法，就是在排尿过程当中突然停止，进行间断地排尿。

方法三：如果还不是很放心，女性可以将手指伸进阴道，当控制肌肉正确时，应该会感觉到阴道在轻微地收缩。

第二步，缩。正确收缩肌肉：

盆底肌肉锻炼的方法简单而言就是训练提肛肌群的收缩。就好像人们在控制排尿或大便时的动作一样，可以同时伴有轻微的腹部、臀部以及大腿内侧肌群的收缩，但必须是以盆底提肛肌群收缩为主。患者开始时可以模仿以下动作，任何一种均可：①类似中断排尿的过程；②类似抑制肛门排气的过程；③如果仍不能掌握，则可以把自己的手指伸入阴道内，并进行阴道收缩，当手指感觉到阴道的收缩即可。以上三种方法简单易行，任何一种均可以较准确地锻炼到盆底肌肉群。

第三步，替。快速收缩和慢速收缩，交替进行。

慢收缩有助于增强盆底肌肉，可以协助控尿。具体方法是：

（1）做缩紧肛门的动作，数10秒。一开始，先收缩盆底肌5秒。如果不适应，可以开始只收缩2～3秒，随着训练进展，慢慢增加时间，把每次收缩盆底肌的时间变成10秒。

（2）放松肌肉10秒。在重复练习之前，要放松盆底肌10秒钟。从1数到10。这样可避免盆底肌拉伤。

（3）重复10次。收缩盆底肌5秒，放松10秒，这样算一次；做10次算一组；一次练习一组；一天练习3～4次，这样就够了。

（4）盆底肌牵引运动：在做这个运动时，想象你的盆底肌是真空的，然后收缩臀部，把双腿向上抬升、向内牵引，保持这个姿势5～10秒然后再放松，10次一组，完成这一组大概需要50秒。

（5）快速收缩有助于让盆底肌抵抗突然增加的腹压，如咳嗽、打喷嚏、大笑。具体方法是：①快速做缩紧肛门的动作，数3秒；②然后放松肌肉，休息1秒钟；③重复10次。

第四步，坚持。每日进行2～3次； 6～8周为1个疗程。随时随地，因地制宜。在你坐在办公桌的椅子旁、和朋友吃午餐的时候、或者忙完一天的工作坐在沙发上休息的时候，都可以做盆底肌收缩运动。可参照图15～图17（凯格尔运动行盆底康复训练）。对初学者来说，躺着的姿势以及集中注意力才能做好。一旦熟练了，你几乎随时随地都可以做。

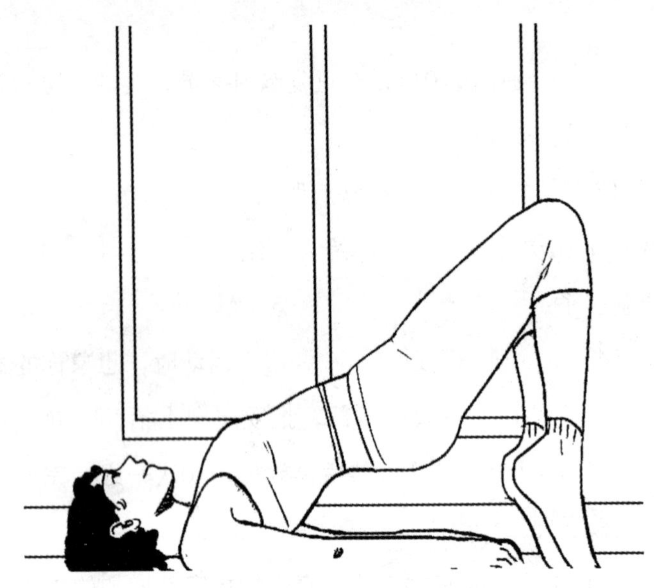

图15　盆底肌牵引运动（1）

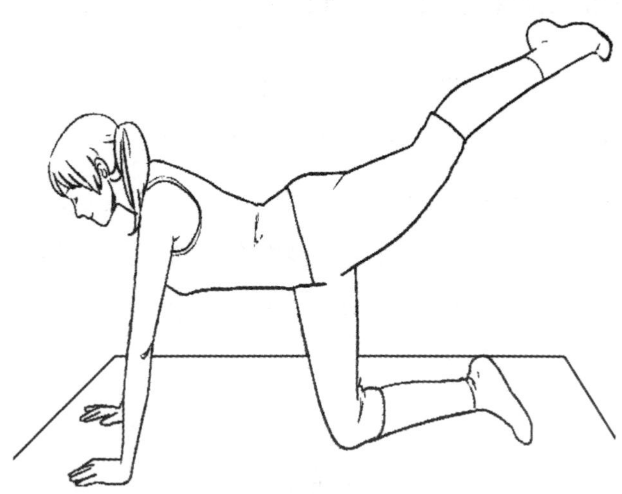

图16　盆底肌牵引运动（2）

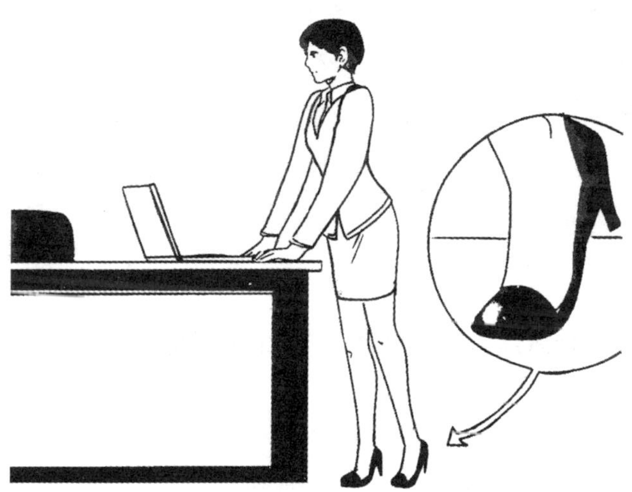

图17　盆底肌牵引运动（3）

17.盆底肌锻炼需注意些什么?

患者可以在非剧烈运动下的任何状态进行锻炼，包括：等候公交车、阅读、看电视甚至在驾驶时。如果练到腰酸背疼，则说明你锻炼的肌肉不正确，不是盆底肌肉在收缩，而是腰部肌肉或腹部肌肉在收缩，这样效果就差了。如果你认为你可能做得不对，就应该寻求帮助，你的医生可以帮你准确找到盆底肌的位置。特别是如果你做了好几个月，感觉还是没有效果，你就应该找医生帮助。

每天坚持锻炼，一般疗程为6~8周。

怎么知道锻炼是否有效？可以通过“中断−开始”排尿的测试来检测。在排尿的时候，先排出一部分尿液，然后再试着中断排尿动作。刚开始训练的时候，有可能“刹不住车”，但即使能够减缓尿流的速度也是一个良好的开端。每2周可以测试一次，如果能够收放自如，那么恭喜你，效果彰显了！

18.什么是盆底康复治疗技术？其适应证和禁忌证是什么?

盆底功能康复技术——就是利用生物工程技术、生物信息原理，凭借高科技的治疗仪，制订个性化的治疗方案。针对不同患者采用不同频率、不同脉宽、不同强度的电刺激，不同效果的生物反馈模式，结合独有的A3反射、场景反射的训练，唤醒被损伤的盆底肌肉，增加盆底肌肉肌力和弹性，使盆底功能恢复正常；并提升阴道紧缩度，提高性生活质量，同时有利于预防、治疗尿失禁、子宫脱垂等盆底障碍性疾病，且效果显著。具有安全性、科学性、趣味性、长效性。

适应证：产后42天妇女，可作为常规盆底肌肉锻炼；计划第二次妊娠的经产妇；各种尿失禁；轻、中度子宫脱垂，阴道膨出；阴道松弛、阴道痉挛、性生活不满意者；反复阴道炎、尿路感染患者非急性期；泌尿生殖修补术辅助治疗；产褥期症状（腰背痛、腹痛、尿潴留、乳胀、耻骨联合分离等）；术后瘢痕疼痛者，腹直肌分离者。

禁忌证：阴道出血（如产后恶露未干净或月经期）；装有同步心脏起搏器者；阴道狭窄（如严重阴道瘢痕、阴道萎缩）；近期（1月内）盆底手术者；盆、腹腔恶性肿瘤患者；某些神经系统疾病患者（如盆底肌肉完全去神经化、痴呆、不稳定性癫痫）；不能主动配合治疗者。

19.绝经过渡期怎样保健？

绝经过渡期是指女性40岁左右时卵巢功能进入衰退

期，开始出现内分泌、生物学变化与临床表现直至绝经。在此期前后部分妇女可因性激素减少而出现一系列躯体和精神心理症状。因此，有必要做好绝经过渡期的保健。

在保健方面应注意合理安排生活，重视蛋白质、维生素及微量元素的摄入，保持心情舒畅，注意锻炼身体，重视盆底肌肉组织肌力和功能的训练。注意保持外阴部清洁，预防萎缩的生殖器发生感染；防治绝经过渡期月经失调，重视绝经后阴道流血。此期是妇科肿瘤好发年龄，应每年定期体检。在医师指导下，采用激素补充治疗、补充钙剂等方法防治绝经综合征、骨质疏松、心血管疾病等。同时注意避孕至月经停止以后12个月。

20.什么是围绝经期综合征?

围绝经期是指女性绝经前后的一段时期，因卵巢功能减退而出现与绝经有关内分泌学、生物学及临床特征起至绝经1年内的时期，是每个女性生命进程中必然发生的生理过程。在此期间部分女性可出现一系列性激素减少所致的综合征（图18），多发于40～55岁之间，主要症状有月经紊乱、潮热出汗、心悸、头痛、失眠、烦躁易怒、记忆力减退、骨质疏松等，过去称“更年期综合征”，现在称围绝经期综合征。

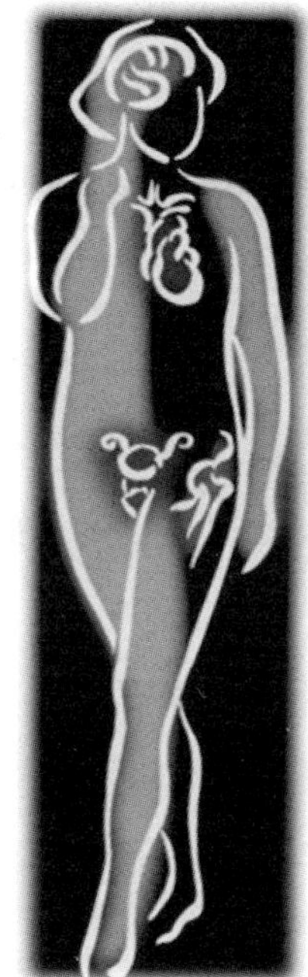

图18 雌激素缺乏全身各系统的改变

21.怎样幸福度过“更年期”？

“更年期”是女性必经之路，由于卵巢功能衰退，分泌的雌激素从减少到消失，致使全身出现60多种表现。要想有一个幸福的晚年，就必须重视“更年期”（现在称为围绝经期）的保健。

（1）围绝经期女性要注意情绪调整。保持乐观、愉快的情绪。良好的情绪可提高和协调大脑皮层和神经系统的兴奋性，充分发挥身体潜能，使人精神饱满、睡眠安稳、生活充满活力。

（2）注意饮食调整。对围绝经期有头昏、失眠、情绪不稳定的人，可选择富含B族维生素的食物，如粗粮（小米、麦片）、豆类和瘦肉、牛奶。此外，要少吃盐，避免喝酒、咖啡、浓茶及吃胡椒等刺激性食物。月经频繁、经血量多的人，可选择高蛋白质食物，如鸡蛋、瘦肉、豆类等。

（3）注意修饰打扮。良好的仪表举止让人信心倍增。在控制神经衰弱方面，必要时可选用适量的镇静药以助睡眠，谷维素有助于调节自主神经功能，可以缓解潮热症状。

（4）注意规律运动及补充钙剂。为预防骨质疏松，应坚持身体锻炼，增加日晒时间；注意摄取含钙丰富食物，如虾皮、牛奶、豆类、海带等。在医生的指导下进行钙剂的补充。

（5）注意定期体检。围绝经期综合征严重者，在医生的指导下进行激素替代治疗。

22.老年期怎样保健?

国际老年学会规定65岁以上为老年期。老年期是一生中生理和心理上一个重大转折点，由于生理方面的明显变化所带来心理及生活的巨大变化，使处于老年期的妇女较易患各种身心疾病：如萎缩性阴道炎、子宫脱垂和膀胱膨出、直肠膨出、妇科肿瘤、脂代谢混乱、老年痴呆等。老年人应保持良好的心态、建立健康的生活模式，定期体格检查，加强身体锻炼，必要时加强心理咨询、健康教育和合理应用激素类药物；鼓励从事力所能及的工作，增加社会文体活动，以利于健康长寿。

23.为什么会出现骨质疏松?

从幼年到老年，人体全身骨骼的骨质始终处于形成和破坏（吸收）的更新变化中（主要是钙）。从胎儿发育开始，骨的形成一直多于吸收，即形成的速度大于破坏的速度，骨处于生长积累期，矿物质不断沉积到骨骼。到了30岁左右骨质发育达到高峰，骨密度达到一生中的峰值。此后，骨的形成少于吸收，即形成的速度小于破坏的速度，骨质（矿物质）开始出现净丢失。丢失速率约每年1%，女性快于男性。这样骨密度开始逐年下降，骨量开始减少，到一定程度即导致骨质疏松、骨折及相关疾病。

24.为什么围绝经期女性是骨质疏松的高危人群?

雌激素有直接促进骨生成、抑制骨吸收的作用，还可通过抑制甲状旁腺激素的活性、刺激降钙素分泌，从而维持骨量。绝经后女性体内雌激素水平下降，直接或间接造成骨吸收增加，骨生成减少，易发骨质疏松症。因此，绝经后女性易患骨质疏松症的根本原因在于雌激素缺乏。

卵巢是分泌雌激素的器官，随着年龄的增长，女性卵巢功能衰退或因手术失去卵巢，雌激素分泌量减少，全身组织器官也随之衰退。绝经后妇女雌激素缺乏使骨质吸收增加，导致骨量快速丢失。女性每10年骨骼钙量丢失10%，到70～80岁时，骨钙量是40岁时的40%。50岁以上的妇女会发生绝经后骨质疏松，一般发生在绝经后5～10年内，最常发生在椎体。根据此规律，中老年的膳食钙供给量应增加，这对延缓骨钙丢失和保护骨骼是有重要作用的。

25.激素补充治疗适宜哪些女性?

激素补充治疗（HRT）是针对绝经相关健康问题而采取的一种医疗措施，可有效缓解绝经相关症状，从而改善生活质量。

哪些女性适宜激素补充治疗？对有绝经相关症状，出现潮热盗汗、睡眠障碍、倦怠、易激动、烦躁、焦虑、紧张或情绪低落等；出现泌尿生殖道萎缩相关症状：如阴道干燥、疼痛、排尿困难、性交痛、反复发作的阴道炎、反复泌尿系统感染、夜尿多、尿频和尿急以及有骨质疏松症的危险因素（如低骨量）及绝经后期骨质疏松症的女性，可通过激素补充治疗获益。

绝经是衰老的体现。卵巢是人体各个器官中第一个完全衰老、以致丧失功能的器官。在卵巢丧失功能（绝经）之后，按照目前的平均寿命，妇女还要活大约30年。在这30年的时间里，由于雌激素的缺乏，可增加患一系列危害女性健康的疾病风险。激素补充治疗是能够全面解决这一问题的唯一方案。应在掌握适应证的前提下，在“治疗窗口期”启动，按照规范合理使用HRT。这将能极大改善患者的健康，造福中老年妇女。

26.哪些女性不宜激素补充治疗?

已知或可疑妊娠、原因不明的阴道流血、已知或可疑患有乳腺癌、已知或可疑患有性激素依赖性恶性肿瘤、最近6个月内患有活动性静脉或动脉血栓栓塞性疾病、严重肝及肾功能障碍、血卟啉症、耳硬化症脑膜瘤（禁用孕激素）等禁忌使用激素补充治疗。

子宫肌瘤、子宫内膜异位症、有子宫内膜增生史、尚未控制的糖尿病及严重高血压有血栓形成倾向、胆囊疾病、癫痫、偏头痛、哮喘、高催乳素血症、系统性红斑狼疮、乳腺良性疾病、乳腺癌家族史及已完全缓解的部分妇科恶性肿瘤，如宫颈鳞癌、子宫内膜癌、卵巢上皮性癌等应慎用雌激素补充治疗。若需使用应在应用前和应用过程中，咨询相关专业的医师，共同确定应用HRT的时机和方式，严密监测病情进展。

27.激素补充治疗（HRT）的注意事项?

激素补充治疗应严格掌握HRT的适应证和禁忌证；在“窗口期”即40～60岁使用，受益更多。用药前需进行全面体格检查和必要的特殊检查，如宫颈刮片、血尿常规、肝功能和血脂等。针对个体差异，进行个体化激素补充治疗。HRT至少需要应用5～10年，甚至终身服用。选择最小有效剂量，及时对疗效进行评估。使用HRT治疗期间需定期复查。

28.激素补充治疗怎样进行随访管理?

对激素补充治疗的妇女进行随访管理的目的是评估

HRT的疗效和可能出现的不良反应，并再次评估适应证、禁忌证和慎用情况。开始HRT后可于1～3个月内到医院复诊，以后随诊间隔可为3～6个月，1年后的随诊间隔可为6～12个月。若出现异常的阴道流血或其他不良反应，应随时复诊。

推荐每年一次辅助检查：如盆腔B超、血糖、血脂及肝肾功能检查，乳房B超或钼靶照相；每3～5年一次骨密度测定。根据患者情况，可酌情调整检查频率。

29.中老年女性怎样调整健康生活方式?

（1）健康饮食：餐餐有蔬菜，天天吃水果。保证每天摄入300～500g蔬菜，深色蔬菜应占1/2；保证每天摄入200～350g新鲜水果，果汁不能代替鲜果。奶类富含钙，中老年人每天应摄入液态奶300g。经常吃豆制品，适量吃坚果。

中老年人摄入鱼、禽、蛋和瘦肉要适量，每周吃鱼280～525g，畜禽肉280～525g，蛋类280～350g，平均每天摄入总量120～200g。少吃肥肉、烟熏和腌制肉制品。

清淡饮食，少吃高盐和油炸食品。每天食盐不超过6g，不咸不淡最佳。每天烹调油25～30g，控制添加糖的摄入量，每天摄入不超过50g，最好控制在25g以下。足量饮水，成年人每天7～8杯（1500～1700ml），提倡饮用白开水和茶水；不喝或少喝含糖饮料，一天饮用酒的酒精量不超过15g。

（2）保持正常的体重。肥胖（体重指数BMI>25kg/m^2）会对身体健康造成显著的不利影响。在绝经后妇女中，肥胖已成为一个日益严重的问题；体重若减轻5%～10%，便可有效缓解那些与肥胖相关的胰岛素抵抗引起的多种异常状况。

（3）规律运动：参加任何体育活动都比久坐要好，规律运动可以降低总的死亡率和由心血管疾病引起的死亡率。经常参加运动者的身体代谢情况、平衡、肌肉力量、认知以及生活质量更好，并且心脏不良事件、卒中、骨折以及乳腺癌的发生率可显著降低。在锻炼中应尽量避免肌肉–关节–骨骼系统损伤。锻炼的最佳方式为每周至少3次，每次至少30分钟，强度达中等。每周增加2次额外的抗阻力练习会得到更多的益处。

（4）增加社交活动和脑力活动。老年人适度娱乐，如下下象棋、唱歌跳舞、上老年大学、练书法等，对于调节情绪、活跃大脑、愉悦身心、预防老年痴呆是有好处的。但必须把握好度，不过喜过悲，不可乐此不疲、忘乎所以、欢乐无度、迷恋不休。

附录 1
妇科常用的实验室检查项目参考值

检查项目	参考值	检查项目	参考值
1. 血液			
（1）一般检查			
红细胞计数		血细胞比容	
新生儿	（6.0~7.0）×10^{12}/L	成人（女）	0.37~0.43
成人（女）	（3.5~5.0）×10^{12}/L	孕妇	< 0.35
血红蛋白		白细胞计数	
新生儿	180~190g/L	新生儿	（15~22）×10^9/L
成人（女）	110~150g/L	成人（女）	（4~10）×10^9/L
孕妇	100~130g/L	孕产妇	（6~20）×10^9/L
网织红细胞计数		白细胞分类	
新生儿	0.03~0.06	中性粒细胞	0.50~0.70
成人（女）	0.005~0.015	嗜酸性粒细胞	0.005~0.05
红细胞沉降率（westergren 法）		嗜碱性粒细胞	0~0.01
成人（女）	0~20mm/h	淋巴细胞	0.20~0.40
		单核细胞	0.03~0.08
		血小板计数	（100~300）×10^9/L
（2）凝血功能和纤溶检测			
活化部分凝血活酶时间（APTT）		纤维蛋白原（FIB）	
仪器（磁珠法）	28~40 秒	仪器测定法	2~4g/L
凝血酶原时间（PT）		纤维蛋白降解产物（FDP）	

续表

检查项目	参考值	检查项目	参考值
仪器（磁珠法）	11.5~14.3 秒	ELISA 法	< 10mg/L
凝血酶时间（TT）		乳胶凝集简易法	1 ： 16~1 ： 64
仪器（磁珠法）	13.5~18.5 秒	D- 二聚体 < 0.5mg/L	
（3）电解质及其他无机物			
钾		无机磷	
新生儿	3.5~5.1mmol/L	脐带血	1.20~2.62 mmol/L
成人	3.5~5.5 mmol/L	成人（女）	0.90~1.32 mmol/L
钠		镁 0.65~1.20 mmol/L（月经期稍高）	
新生儿	134~146 mmol/L	铁	
成人	135~145 mmol/L	新生儿	18~45 μ mol/L
氯 96~106 mmol/L		成人（女）	7~27 μ mol/L
总钙 2.03~2.54 mmol/L		总铁结合力	
离子钙		成人（女）	54~77 μ mol/L
脐带血	（1.37 ± 0.07）mmol/L		
新生儿	1.07~1.27 mmol/L		
成人	1.10~1.34 mmol/L		
（4）有机化合物（代谢物）检查			
胆红素总量		尿酸	
脐带血	< 0.5 μ mol/L	尿酸酶紫外线法	
生后 1~2 日		成人（女）	155~357 μ mol/L
早产儿	< 137 μ mol/L	尿素	
足月儿	< 103 μ mol/L	脐带血	7.5~14.3mmol/L
生后 3~5 日		成人（女）	2.5~6.4 mmol/L
早产儿	< 274 μ mol/L	胱抑素 C 0.59~1.03mg/L	

续表

检查项目	参考值	检查项目	参考值
足月儿	< 205 μ mol/L	葡萄糖（空腹）	
成人（女）	3.4~20.5 μ mol/L	新生儿	2.0~5.5 mmol/L
直接胆红素	0~6.84 μ mol/L	成人	3.9~6.1 mmol/L
总胆汁酸		孕妇	3.6~5.1 mmol/L
循环酶法	0~10 μ mol/L	75g 口服葡萄糖耐量试验（OGTT）	
甘胆酸		孕 24~28 周 GDM 筛查	
化学发光法	0~270 μ g/dl	空腹血糖	< 5.1 mmol/L
放射免疫法	0~261 μ g/dl	1 小时血糖	< 10.0 mmol/L
蛋白总量		2 小时血糖	< 8.5 mmol/L
早产儿	36–60g/L	胰岛素释放实验（口服 75g 葡萄糖）	
足月儿	46–70g/L	空腹胰岛素	4.2–16.2mU/L
成人	60~82g/L	1 小时胰岛素	41.8~109.8 mU/L
白蛋白	35~50g/L	2 小时胰岛素	26.2~89.0 mU/L
球蛋白	20~30g/L	3 小时胰岛素	5.2~43.0 mU/L
白蛋白 / 球蛋白比值	1.35 ： 1~2.5 ： 1	C– 肽	
C 反应蛋白	0~5mg/L	空腹	0.29~1.32nmol/L
叶酸（FOL）	> 12.9nmol/L	糖化血红蛋白	4.2% ~6.3%
维生素 B_{12}（VB_{12}）	156~672pmol/L	糖化白蛋白	11.0% ~16.0%
甘油三酯	0.25~1.71mmol/L	高密度脂蛋白胆固醇	1.10~1.74mmol/L
总胆固醇	3.49~5.55mmol/L	低密度脂蛋白胆固醇	2.07~3.10mmol/L
铁蛋白			
新生儿	25~200 μ g/L		
成人（女）	12~150 μ g/L		
肌酐			

续表

检查项目	参考值	检查项目	参考值
Jaffe 苦味酸法			
脐带血	53~106 μ mol/L		
成人（女）	53~97 μ mol/L		
酶法			
成人（女）	45~84 μ mol/L		
（5）血气与酸碱分析及临床酶学检验			
血浆碳酸氢根		酸碱度 pH（37℃）	
成人	23~29mmol/L	成人	7.35~7.45
二氧化碳分压	4.65~5.98kPa	氧分压	10.64~13.30kPa
（动脉血）	（35~45mmHg）	（动脉血）	（80~100mmHg）
丙氨酸转氨酶		天门冬氨酸转氨酶	
连续监测法	5~40U/L	连续监测法	＜ 40U/L
碱性磷酸酶		乳酸脱氢酶	
速率法	40~160U/L	乳酸→丙酮酸法	
谷氨酰转肽酶	7~32U/L	成人	109~245U/L
		肌酸激酶	26~140U/L
（6）血临床免疫学检验：			
绒毛膜促性腺激素		癌抗原 125	＜ 35U/ml
非妊娠	＜ 3.1U/L	癌抗原 153	＜ 25U/ml
癌胚抗原	＜ 5 μ g/L	糖链抗原 19–9	＜ 37U/ml
甲胎蛋白	＜ 20 μ g/L	鳞状细胞癌抗原	＜ 1.5 μ g/L
		肿瘤坏死因子	（43±2.8）μ g/L
2. 尿液			
（1）尿液物理性状及一般检查			

续表

检查项目	参考值	检查项目	参考值
比重		尿蛋白定量	
新生儿	1.002~1.004	成人（24 小时）	20~80mg
成人	1.003~1.030	尿胆原定量（24 小时）	0–5.92 μ mol
尿量（24 小时）	1500~2000ml	尿沉渣检查	＜ 3/HP
酸碱度（pH）	4.5~8.0	白细胞	0~ 偶见 /HP
尿糖定量		红细胞	0~ 少量 /LP
新生儿	＜ 1.11mmol/L	上皮细胞	0~ 偶见 /LP
成人（24 小时）	0.56~5.00mmol/L	透明管型	
（2）尿液生化检查：			
钙（24 小时）	2.5~7.5mmol	肌酸（24 小时）	0~608 μ mol
钾（24 小时）	51~102mmol	尿素氮（24 小时）	357~535mmol
钠（24 小时）	130~260mmol	尿素（24 小时）	250~600mmol
氯化物（24 小时）	170~255mmol	尿酸（24 小时）	2.38~5.95mmol
酮体定性	阴性	肌酐（24 小时）	5.3~15.9mmol
3. 内分泌功能测定			
（1）下丘脑 – 垂体			
促甲状腺激素（TSH）		卵泡刺激素（FSH）	
成人（女）	0.27~4.20mIU/L	卵泡期、黄体期	1~9U/L
促甲状腺激素释放激素（TRH）14~168pmol/L		排卵期	6~26U/L
促肾上腺皮质激素（ACTH）		绝经期	30~118U/L
上午 8 时	2.2~17.6pmol/L	黄体生成素（LH）	
下午 4 时	1.1–8.8pmol/L	卵泡期、黄体期	1–12U/L
催乳素（PRL）	2.5~14.6 μ g/L	排卵期	16~104U/L

续表

检查项目	参考值	检查项目	参考值
缩宫素	< 3.2mU/L	绝经期	16~66U/L
		生长激素（GH）	
		脐血	0.47~2.35nmol/L
		新生儿	0.71~1.88nmol/L
		成人（女）	< 0.47nmol/L
（2）甲状腺			
总三碘甲状腺原氨酸（TT_3）		总甲状腺素（TT4）	
脐带血	0.5~1.1nmol/L	新生儿	129~271nmol/L
成人（女）	0.89~2.44nmol/L	孕 5 月	79~227nmol/L
游离三碘甲状腺原氨酸（FT_3）2.62~5.70pmol/L		成人（女）	62.7~150.8 nmol/L
		游离甲状腺素（FT_4）9.0~19.1pmol/L	
（3）肾上腺相关激素			
17- 羟皮质类固醇		总皮质醇（血清）	
成人（女）血清	248~580nmol/L	上午 8~9 时	138~635nmol/L
成人（女）24 小时尿	5.5~22.1 μ mol	下午 3~4 时	83~441nmol/L
17- 酮类固醇总量		游离皮质醇（24 小时尿）28~276nmol	
成人（女）24 小时尿	21~52 μ mol		
（4）性激素：			
雌二醇（血清）		孕酮（血清）	
卵泡期	92~275pmol/L	卵泡期	< 3.2nmol/L
排卵期	734~2200pmol/L	黄体期	9.5~89nmol/L
黄体期	367~1100pmol/L	绝经期	< 2.2nmol/L
绝经后	< 100pmol/L		

续表

检查项目	参考值	检查项目	参考值
雌三醇（血清）		睾酮（血清）	
成人（女）	＜ 7nmol/L	卵泡期	＜ 1.4nmol/L
孕 24~28 周	104~594nmol/L	黄体期	＜ 2.1nmol/L
孕 29~32 周	139~763nmol/L	绝经期	＜ 1.2nmol/L
孕 33~36 周	208~972nmol/L		
孕 37~40 周	278~1215nmol/L		
（5）胎盘激素			
人绒毛膜促性腺激素（血清）		胎盘生乳素（血清）	
孕 7~10 日	＞ 5.0U/L	成人（女）	＜ 0.5mg/L
孕 30 日	＞ 100U/L	孕 22 周	1.0~3.8mg/L
孕 8~10 周	50~100kU/L	孕 30 周	2.8~5.8mg/L
孕 14 周	10~20kU/L	孕 42 周	4.8~12mg/L
4. 精液（WHO 标准，第 5 版）			
精液量	≥ 1.5ml	前向运动精子率	≥ 32%
pH	≥ 7.2	精子总活力	≥ 40%
精子数（每次射精）	$\geq 39 \times 10^6$	正常形态精子率	≥ 4%
精子浓度	$\geq 15 \times 10^6$/ml		
5. 羊水			
羊水量		卵磷脂 / 鞘磷脂比值	
足月妊娠	0.80~1.0L	早期妊娠	＜ 1 ∶ 1
雌三醇		足月妊娠	＞ 2 ∶ 1
早期妊娠	＜ 0.35μmol/L	胆红素	

续表

检查项目	参考值	检查项目	参考值
足月妊娠	> 2.1 μmol/L	早期妊娠	< 1.28 μmol/L
		足月妊娠	< 0.43 μmol/L
6. 其他			
静脉压	0.30~1.42kPa	血压	
	（30~145mmH_2O）	收缩压	90~139mmHg
中心静脉压	0.59~0.98kPa	舒张压	60~89mmHg
	（60~100mmH_2O）	脉压	30~40mmHg

附录 2

围绝经期综合征自我判断评定表

围绝经期综合征自我判断评定表

症状	加权系数	0 分	1 分	2 分	3 分
潮红、潮热出汗	4	无	<3 次 / 日	3 – 9 次 / 日	≥ 10 次 / 日
记忆力减退、失眠	2	无	偶尔	经常、用安眠药有效	影响工作生活
烦躁易怒、好哭	2	无	偶尔	经常、能克制	经常、不能克制
忧郁多疑、焦虑、对生活工作失去兴趣	1	无	偶尔	经常、能克制	生活失去信念
性交困难、阴道干涩	2	无	偶尔	性交痛	性欲丧失
关节肌肉痛、抽筋	1	无	偶尔	经常、不影响功能	功能障碍
眩晕、耳鸣、咽部异物感	1	无	偶尔	经常、不影响生活	影响日常生活
乏力、疲劳、注意力不集中	1	无	偶尔	上四楼困难	影响日常生活
头痛、恶心、食欲不振	1	无	偶尔	经常、能忍受	需治疗
皮肤感觉异常	2	无	偶尔	经常、能忍受	需治疗
泌尿系统症状	2	无	偶尔	>3 次 / 年	>1 次 / 月
心悸、心跳加快、加强	1	无	偶尔	经常、不影响生活	需治疗
合计（总评分）– 每项所得分 × 该项加权系数后之和					
分级：>35 分为重度，20~35 分为中度，< 20 分为轻度					

参考文献

[1] 郑修霞．妇产科护理学 [M]. 第 5 版．北京：人民卫生出版社，2012.

[2] 谢辛，苟文丽．妇产科学 [M]. 第 8 版．北京：人民卫生出版社，2013.

[3] 郁琦．妇科内分泌诊治指南 [M]. 北京：人民卫生出版社，2014.

[4] 马丁．妇产科疾病诊疗指南 [M]. 北京：科学出版社，2018.

[5] 中华医学会计划生育学分会．临床诊疗指南与技术操作规范指南：计划生育分册 .2017 版 [M]. 北京：人民卫生出版社，2017.

[6] 郎景和．郎景和院士集 [M]. 北京：人民军医出版社，2015.

[7] 李爱斌，夏良斌．妇产科小手术与检查技术 [M]. 北京：北京科学技术出版社 ,2010.

[8] 丰有吉，沈铿．妇产科学 [M]. 第 2 版．北京：人民卫生出版社，2011.

[9] 何荣华．妇产科护理技能实训教程 [M]. 西安：第四军医出版社，2008.

[10] 中华医学会妇产科学分会产科学组．孕前和孕期保健指南 [J]. 中华妇产科杂志 ,2011,42(2)：150−153.

[11] 胡娅莉，周乙华，杨慧霞．重视妊娠合并症及并发症的防治．中华妇产科杂志 ,2010,45(1):5−7

[12] 那彦群．中国泌尿外科疾病诊断治疗指南，2014 版 [M]. 北京：人民卫生出版社，2014.

[13] 林桂荣．妇产科病人健康教育指导手册 [M]. 北京：人民军医出版社，2008.

[14] 卢明霞，凌静 .Kegel 运动联合 Lamaze 呼吸法对妊娠、孕妇分娩

及盆底功能障碍性疾病影响的研究 [J]. 中国妇幼保健，2013 (27)：1001-4411.

[15] 王临虹 . 妇科常见病防治 [M]. 北京：中国协和医科大学出版社，2008.